सात्विक ब्यूटी

पूनम भान

Made with ♥ on the Notion Press Platform
www.notionpress.com

यह पुस्तक मेरे बेटे मयंक भान को समर्पित है,
जिसने मुझे इस पुस्तक को लिखने की प्रेरणा दी।

क्रम-सूची

प्रस्तावना

आजकल सभी चाहते है कि हमारी स्किन स्वस्थ और खूबसूरत दिखे आज मैं आपको अपने अनुभव के आधार पर नेचर का मैजिक दिखाना चाहती हूं कि कैसे आप नेचर की मदद से अपनी त्वचा को बिना किसी साइड इफेक्ट के स्वस्थ और चमकदार बना सकते हैं।

प्राकृतिक स्किन केयर उत्पादों में हानिकारक केमिकल्स, पैराबेन्स, या सिंथेटिक सुगंध नहीं होते हैं, जिससे त्वचा पर रिएक्शन या एलर्जी का खतरा कम होता है। ये उत्पाद त्वचा को प्राकृतिक रूप से पोषण प्रदान करते हैं और लंबे समय तक उपयोग के बाद भी त्वचा पर नकारात्मक प्रभाव नहीं डालते

प्राकृतिक चीजें जैसे एलोवेरा, शहद, गुलाब जल, चंदन, और हल्दी त्वचा पर कोमल होती हैं और सेंसेटिव स्किन के लिए भी बेस्ट होती हैं। इनका उपयोग बच्चे, वयस्क और बुजुर्ग, सभी कर सकते हैं। नैचुरल स्किन केयर उत्पाद बायोडिग्रेडेबल होते हैं और उनका उत्पादन भी पर्यावरण को नुकसान नहीं पहुंचाता है नैचुरल चीजें त्वचा के प्राकृतिक तेलों और नमी के संतुलन को बनाए रखती हैं, जिससे त्वचा ड्राई या ऑयली नहीं होती और त्वचा के पीएच स्तर को भी स्थिर रखती हैं, जिससे त्वचा स्वस्थ और चमकदार रहती है।

नैचुरल स्किन केयर का उपयोग यदि हम नियमित रूप से करते है तो ये त्वचा की गहराई से देखभाल करता है, जिससे त्वचा लंबे समय तक स्वस्थ और चमकदार रहती है। प्राकृतिक उपचार धीरे-धीरे लेकिन स्थायी रूप से काम करते हैं और त्वचा की गहराई से समस्याओं को ठीक करते हैं। एंटीऑक्सीडेंट से भरपूर प्राकृतिक सामग्री जैसे ग्रीन टी, विटामिन ई, और नारियल तेल त्वचा को फ्री रेडिकल्स से बचाते हैं, जो उम्र बढ़ने का कारण बनते हैं। इनका उपयोग झुर्रियों और फाइन लाइन्स को कम करने में मदद करता है, जिससे त्वचा जवां और तरोताजा दिखती है। नैचुरल सामग्री विभिन्न स्किन समस्याओं जैसे मुंहासे, काले धब्बे, पिग्मेंटेशन, और ड्राईनेस को जड़ से ठीक करती है । हल्दी और नीम जैसी जड़ी-बूटियां एंटीबैक्टीरियल और एंटी-इंफ्लेमेटरी गुणों से भरपूर होती हैं, जो मुंहासों और इंफेक्शन से लड़ने में मदद करती हैं। प्राकृतिक चीजें त्वचा में भीतर से निखार लाते हैं और त्वचा को चमकदार बनाते हैं। जैसे, शहद और दही त्वचा को हाइड्रेट करते हैं और उसे मुलायम बनाते हैं। और इनके नियमित उपयोग से त्वचा स्वस्थ, ग्लोइंग और जवां दिखने लगती है । नैचुरल स्किन केयर में विभिन्न सामग्री जैसे

नारियल तेल सर्दियों में त्वचा को मॉइस्चराइज़ करता है और एलोवेरा गर्मियों में ठंडक प्रदान करता है। इससे आप हर मौसम में त्वचा की देखभाल सही तरीके से कर सकते हैं। ज्यादातर प्राकृतिक चीजें आसानी से घर पर उपलब्ध होती हैं और महंगी केमिकल-आधारित उत्पादों की तुलना में किफायती होती हैं। जबकि इन्हें हम घरेलू नुस्खे से बना सकते हैं, जैसे बेसन, हल्दी, शहद आदि से फेस पैक बनाना।

संक्षेप पे कहा जाए तो नैचुरल स्किन केयर का उपयोग न केवल आपकी त्वचा को स्वस्थ और चमकदार बनाता है, बल्कि यह पर्यावरण और आपकी समग्र सेहत के लिए भी अच्छा है। यह प्राकृतिक और सरल तरीका है जो त्वचा को लंबे समय तक सुंदर और स्वस्थ बनाए रखने में आपकी मदद करता है।

1

नेचुरल फेस मास्क

मानव और प्रकृति का संबंध अत्यंत प्राचीन और गहरा है। अपनी उत्पत्ति से ही मानव प्रकृति पर निर्भर रहा है। प्रकृति ने मानव को जीवन के हर पहलू में सहारा दिया है, चाहे वह भरण-पोषण हो, स्वास्थ्य हो, चिकित्सा हो, या जीने के लिए आवश्यक अन्य संसाधन। पर्वत, नदियाँ, जंगल, जानवर और मौसम—ये सभी प्रकृति के विभिन्न रूप हैं, जिनसे मानव जीवन प्रभावित होता है।

शायद आपको जानकर हैरानी होगी कि हम अपने स्वास्थ्य और सुंदरता से जुड़ी हर समस्या का समाधान प्रकृति की मदद से कर सकते हैं। आवश्यकता है तो बस सही जानकारी की। आपने अक्सर होममेड फेसपैक या नेचुरल फेसमास्क के बारे में सुना होगा। कुछ लोगों ने इन्हें आजमाया भी होगा। हालांकि, सभी लोग प्राकृतिक चीजों पर भरोसा नहीं करते। वहीं, कुछ लोगों को होममेड नेचुरल प्रोडक्ट्स के अलावा कुछ और पसंद ही नहीं आता।

जब तक आप किसी भी चीज़ का सही तरीके से उपयोग नहीं करते और उसके परिणाम अपनी आंखों से नहीं देखते, तब तक भरोसा करना मुश्किल होता है। मैं अपने अनुभव के आधार पर आपको बताना चाहती हूँ कि किसी भी प्रोडक्ट को यदि आप पूरी सावधानी और नियम के साथ इस्तेमाल करते हैं, तो आपको बहुत अच्छे परिणाम मिलते हैं। यही बात नेचुरल फेस मास्क पर भी लागू होती है।

फेस मास्क के सही उपयोग का तरीका और इसे बनाने की विधि जानना बेहद जरूरी है। तभी आप इसके सही परिणाम देख सकते हैं। नेचुरल होममेड मास्क का असर धीरे-धीरे आपकी त्वचा पर दिखता है। अगर आप चाहते हैं कि एक-दो दिन में ही आपकी त्वचा चमकने लगे, तो यह संभव नहीं है।

त्वचा संबंधी समस्याओं से छुटकारा पाना हो या उसे ताजगी देना हो, फेस पैक एक अच्छा विकल्प है। लेकिन अगर इसका सही तरीके से उपयोग न किया जाए, तो यह त्वचा को लाभ पहुंचाने के बजाय नुकसान भी पहुंचा सकता है।

भले ही फेस पैक में नेचुरल इंग्रीडिएंट्स का इस्तेमाल किया जाता हो, लेकिन इन्हें सप्ताह में एक या दो बार ही इस्तेमाल करना चाहिए। कुछ लोग रोज़ाना फेस पैक लगाते हैं, जिससे त्वचा को फायदा मिलने की बजाय नुकसान हो सकता है। समय के अभाव में लोग बाजार के बने हर्बल फेस मास्क का इस्तेमाल करते हैं, इस भ्रम में कि वे पूरी तरह प्राकृतिक हैं, लेकिन ऐसा हमेशा नहीं होता।

घर में उपलब्ध ताज़े फल और सब्जियों से बने फेस मास्क तैयार करें और उन्हें लगाएँ। मैं दावा करती हूँ कि इसके चमत्कारी फायदे आपको नज़र आएंगे, और आप अपनी खूबसूरती देखकर हैरान रह जाएंगे।

एक और महत्वपूर्ण बात, सुंदरता का मतलब केवल गोरी त्वचा नहीं है। असली सुंदरता यह है कि आपकी त्वचा कितनी स्वस्थ और चमकदार है। आप कितने खुश हैं, और अपने आसपास के लोगों को कितनी खुशी देते हैं। रोज़ाना 8 घंटे की सुकून भरी नींद, फ्रेश और हेल्दी भोजन, और मानसिक तनाव से बचाव—ये सब आदतें आपकी खूबसूरती को निखारती हैं।

कई लोग जब कॉस्मेटिक प्रोडक्ट खरीदते हैं, तो अपनी स्किन टाइप का ध्यान रखते हैं। लेकिन जब नेचुरल चीज़ों का इस्तेमाल करते हैं, तो स्किन टाइप का ध्यान नहीं रखते। इससे त्वचा या तो बहुत ड्राई हो जाती है या बहुत ऑयली, और फिर ऐसा लगता है कि मेहनत का कोई फायदा नहीं हुआ।

अगर आप नेचुरल मास्क को सही तरीके से बनाएंगे और इस्तेमाल करेंगे, तो शादी जैसे खास मौकों के लिए आपको सैलून में महंगे ट्रीटमेंट्स पर खर्च करने की जरूरत नहीं पड़ेगी। सैलून ट्रीटमेंट्स के प्रभाव केवल कुछ समय तक रहते हैं, लेकिन प्रकृति के फायदे जीवनभर साथ रहते हैं। इसलिए सही जानकारी होना बेहद जरूरी है।

2

फेस पैक या उबटन लगाने से पहले ध्यान रखने योग्य बातें

फेस पैक और ब्राइडल उबटन लगाने से पहले कुछ जरूरी बातों का ध्यान रखना आवश्यक है, ताकि आपकी त्वचा को पूरी तरह से फायदा हो और आप किसी तरह की परेशानी से बच सकें। लोग अक्सर कुछ आम गलतियां कर देते हैं, जिससे उन्हें अच्छे परिणाम नहीं मिल पाते। यहां स्टेप बाय स्टेप विस्तार से जानकारी दी गई है, साथ ही उदाहरण दिए गए हैं कि लोग आमतौर पर क्या गलतियां करते हैं और उनसे कैसे बचा जा सकता है ताकि आपको अधिकतम लाभ मिल सके और आपकी त्वचा स्वस्थ और चमकदार दिखे।

1. त्वचा की सफाई करें (Cleansing)

कई लोग फेस पैक या उबटन लगाने से पहले त्वचा को अच्छी तरह साफ नहीं करते। वे सोचते हैं कि उबटन लगाने से त्वचा वैसे ही साफ हो जाएगी। जब आप फेस पैक या उबटन लगाते हैं, तो यह सुनिश्चित करना जरूरी होता है कि आपकी त्वचा पूरी तरह से साफ हो। मान लीजिए किसी ने पूरे दिन धूल, गंदगी और मेकअप के संपर्क में रहकर सीधे उबटन लगा लिया। इससे उबटन त्वचा में गहराई

तक काम नहीं कर पाएगा और पोर्स बंद रहेंगे।यदि त्वचा पर धूल, तेल या मेकअप होता है, तो फेस पैक का असर कम हो सकता है।

कैसे करें: हल्के फेस वॉश या क्लींजर से चेहरे को अच्छी तरह से धो लें। मेकअप रिमूवर का उपयोग करें यदि आपने मेकअप लगाया हो। त्वचा को हल्के हाथों से मसाज करते हुए साफ करें।

2. स्क्रबिंग करें (Exfoliation)

कई लोग स्क्रबिंग को नज़रअंदाज़ कर देते हैं। उन्हें लगता है कि फेस पैक और उबटन खुद ही डेड स्किन को हटा देंगे। स्क्रब करने से त्वचा के ऊपर जमी हुई डेड स्किन निकल जाती है, जिससे फेस पैक या उबटन गहराई तक असर करता है।अगर आप बिना स्क्रबिंग के फेस पैक लगाते हैं, तो डेड स्किन सेल्स की परतें चेहरे पर बनी रहती हैं, जिससे फेस पैक का असर कम हो जाता है।

कैसे करें: आप एक हल्के स्क्रब का उपयोग करें, जिसमें छोटे और मुलायम दाने हों। इसे चेहरे पर 1-2 मिनट तक हल्के गोलाकार मोशन में रगड़ें। फिर गुनगुने पानी से धो लें। अगर त्वचा बहुत संवेदनशील है, तो इस स्टेप को छोड़ सकते हैं।

3. स्टीम लें (Steam)

अधिकतर लोग स्टीम लेने को जरूरी नहीं समझते, जबकि यह एक अहम कदम है। वे सीधे फेस पैक या उबटन लगाना शुरू कर देते हैं। स्टीम लेने से आपकी त्वचा के पोर्स खुल जाते हैं, जिससे उबटन या फेस पैक त्वचा में और गहराई तक प्रवेश कर सकता है। किसी ने बिना स्टीम लिए उबटन लगाया और यह पिंपल्स के अंदर तक नहीं पहुंच पाया, जिससे पिंपल्स का समाधान नहीं हुआ।

कैसे करें: एक बर्तन में पानी गर्म करें और उससे निकलने वाली भाप को चेहरे पर

आने दें। आप चाहें तो सिर पर तौलिया डालकर भाप लें। 5-10 मिनट तक भाप लें और ध्यान दें कि पानी बहुत गर्म न हो ताकि आपकी त्वचा न जले। इसके बाद चेहरे को तौलिये से हल्के से पोंछ लें।

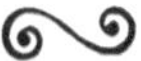

4. पैच टेस्ट करें (Patch Test)

कई लोग नई सामग्री का उपयोग करते समय पैच टेस्ट करना भूल जाते हैं, जिससे एलर्जी या रिएक्शन हो सकता है।

फेस पैक या उबटन में कई सामग्री होती हैं, जिनमें से कुछ आपकी त्वचा पर एलर्जी पैदा कर सकती हैं। इसलिए पैच टेस्ट करके यह सुनिश्चित करना जरूरी है कि आपको किसी सामग्री से एलर्जी तो नहीं है।

अगर कोई पहली बार हल्दी या नींबू का उपयोग कर रहा है और सीधे इसे चेहरे पर लगा लेता है, तो त्वचा में जलन या लालिमा हो सकती है।

कैसे करें: उबटन या फेस पैक का एक छोटा सा हिस्सा अपने हाथ के अंदरूनी हिस्से पर या कान के पीछे लगाएं। 15-20 मिनट के बाद देखें कि कोई एलर्जी या जलन तो नहीं हो रही। यदि नहीं हो रही है, तो आप इसे चेहरे पर लगा सकते हैं।

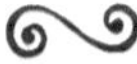

5. चेहरे को हल्का गीला करें

कुछ लोग फेस पैक या उबटन लगाने से पहले चेहरा पूरी तरह सूखा छोड़ देते हैं, जिससे पैक ठीक से लग नहीं पाता। फेस पैक या उबटन लगाने से पहले चेहरा थोड़ा गीला होना चाहिए ताकि यह त्वचा पर समान रूप से फैल सके और नमी के साथ त्वचा में गहराई तक प्रवेश कर सके। अगर चेहरा बहुत सूखा हो तो फेस पैक लगाने में दिक्कत होती है और यह असमान रूप से फैलता है।

कैसे करें: चेहरे को हल्के गुनगुने पानी से धो लें या चेहरे पर गुलाब जल का हल्का छिड़काव करें।

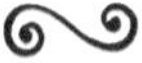

6. फेस पैक या उबटन को सही तरीके से लगाएं

कैसे लगाएं: उबटन या फेस पैक को चेहरे और गर्दन पर समान रूप से लगाएं। आंखों और होंठों के आसपास के हिस्से को छोड़कर पूरे चेहरे पर लगाएं। इसे हल्के हाथों से लगाएं, रगड़ें नहीं।

मसाज करें: उबटन या पैक लगाने के बाद हल्के हाथों से गोलाकार मोशन में मसाज करें। इससे रक्त संचार बढ़ता है और त्वचा में ग्लो आता है।

๛

7. समय का ध्यान रखें

कुछ लोग फेस पैक को बहुत ज्यादा समय तक चेहरे पर छोड़ देते हैं, जबकि कुछ लोग इसे जल्दी धो देते हैं। फेस पैक या उबटन को अधिक समय तक या बहुत कम समय तक नहीं रखना चाहिए। अधिक समय तक रखने से त्वचा सूख सकती है और कम समय में इसका असर नहीं होगा।

कैसे करें: उबटन या फेस पैक को 15-20 मिनट तक लगाकर रखें, या जब तक यह हल्का सूखने न लगे। पूरी तरह से सूखने से पहले इसे धो लें, ताकि आपकी त्वचा में खिंचाव न हो।

๛

8. सही तरीके से पैक या उबटन को उतारें

कुछ लोग फेस पैक या उबटन को हटाने के लिए जोर से रगड़ते हैं, जिससे त्वचा पर जलन हो सकती है। जब फेस पैक या उबटन सूखने लगे, तो इसे हल्के गुनगुने पानी से धोना शुरू करें। चेहरे पर हल्के हाथों से मसाज करते हुए उबटन या पैक

को उतारें। इससे डेड स्किन सेल्स भी हट जाती हैं।

चेहरे को जोर से रगड़ने से बचें, क्योंकि इससे त्वचा पर जलन हो सकती है।

ॐ

9. चेहरे को धोने के बाद मॉइस्चराइज़र लगाएं

फेस पैक या उबटन के बाद कुछ लोग मॉइस्चराइज़र लगाना भूल जाते हैं, जिससे त्वचा सूख सकती है। उबटन या फेस पैक के बाद त्वचा को नमी की जरूरत होती है। मॉइस्चराइज़र त्वचा को हाइड्रेटेड रखता है और ग्लो को बरकरार रखता है।

कैसे करें: धोने के बाद चेहरे को हल्के तौलिये से थपथपाकर सुखाएं और तुरंत एक अच्छा मॉइस्चराइज़र लगाएं। अगर आपकी त्वचा ऑयली है, तो हल्का जेल-बेस्ड मॉइस्चराइज़र लगाएं, और ड्राई स्किन के लिए क्रीम-बेस्ड मॉइस्चराइज़र चुनें।

ॐ

10. ध्यान देने योग्य बातें

फेस पैक या उबटन लगाने के बाद 2-3 घंटे तक चेहरे पर कोई और प्रोडक्ट (जैसे मेकअप) न लगाएं।

इसे लगाने के बाद धूप में न निकलें। अगर जरूरी हो, तो सनस्क्रीन लगाकर ही बाहर जाएं।

हफ्ते में 1-2 बार ही फेस पैक या उबटन का इस्तेमाल करें, अधिक बार लगाने से त्वचा में ड्राइनेस आ सकती है।

इन स्टेप्स को ध्यान में रखकर आप फेस पैक या ब्राइडल उबटन का सही इस्तेमाल कर सकते हैं और अपनी त्वचा को निखार सकते हैं।

3

स्किन टाइप पहचाने

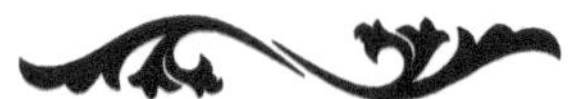

आपकी त्वचा सामान्य (नॉर्मल), शुष्क (ड्राई) या तैलीय (ऑयली) है, यह जानने के लिए आप घर पर ही कुछ सरल तरीकों से पहचान सकते हैं। चलिए जानते हैं कैसे।

1. सबसे पहले, अपना चेहरा एक हल्के फेसवॉश से धो लें। इससे आपकी त्वचा पर मौजूद धूल, तेल और मेकअप हट जाएगा। इसके बाद, चेहरा धोने के बाद तौलिए से हल्के से पोंछ लें और बिना कोई क्रीम, लोशन या तेल लगाए 1 घंटे के लिए ऐसे ही छोड़ दें।

2. 1 घंटे बाद ध्यान से देखें कि आपकी त्वचा कैसी महसूस हो रही है। एक साफ और सूखा टिशू पेपर लें इस टिशू को अपने चेहरे के विभिन्न हिस्सों (माथा, नाक, गाल, और ठुड्डी) पर हल्के से दबाएं। अब टिशू पर देखें कि उस पर तेल के निशान आए हैं या नहीं।

3. परिणाम के आधार पर पहचानें:

a) ऑयली स्किन:

यदि आपके टिशू पेपर पर तेल के निशान साफ दिखाई दें, खासकर टी-जोन (माथा, नाक और ठुड्डी) पर, तो आपकी त्वचा ऑयली है।

आपको त्वचा पर दिन के दौरान चमक भी नजर आती होगी और पिंपल्स या ब्लैकहेड्स की समस्या हो सकती है।

b) ड्राई स्किनः

यदि टिशू पर कोई तेल का निशान न हो और आपकी त्वचा खिंची हुई या रूखी महसूस हो रही हो, तो आपकी त्वचा ड्राई है।

ड्राई स्किन पर अक्सर त्वचा का फटना, खुजली, या रूखापन महसूस होता है।

c) नॉर्मल स्किनः

यदि टिशू पर थोड़ा सा ही तेल हो (सिर्फ टी-जोन पर) और आपकी त्वचा न ज्यादा रूखी महसूस हो रही हो और न ज्यादा तैलीय, तो आपकी त्वचा नॉर्मल है।

नॉर्मल त्वचा में न ज्यादा तैलीयपन होता है और न ज्यादा रूखापन, और यह संतुलित होती है।

d) कंबिनेशन स्किनः

यदि टी-जोन पर तेल हो और गालों पर त्वचा सूखी या सामान्य हो, तो आपकी त्वचा कंबिनेशन स्किन (मिश्रित त्वचा) है।

इस प्रकार की त्वचा में कुछ हिस्से ऑयली होते हैं और कुछ हिस्से ड्राई या नॉर्मल होते हैं।

निष्कर्ष

ऑयली स्किन: चेहरे पर अधिक तेल महसूस हो।

ड्राई स्किन: त्वचा खिंची और रूखी लगे।

नॉर्मल स्किन: संतुलित, न रूखी और न तैलीय।

कंबिनेशन स्किन: टी-जोन ऑयली और बाकी चेहरे का हिस्सा ड्राई या नॉर्मल हो।

इस आसान तरीके से आप घर पर ही अपनी त्वचा का प्रकार जान सकते हैं और उसके अनुसार अपनी स्किनकेयर रूटीन बना सकते हैं।

4

ऑयली स्किन के लिए नेचुरल होममेड फेस मास्क

ऑयली त्वचा के लिए घरेलू फेस मास्क अतिरिक्त तेल हटाने, पोर्स को साफ करने, और त्वचा को ताजा एवं चमकदार बनाने में मदद करते हैं। यहां कुछ आसान और प्रभावी नेचुरल होममेड फेस मास्क बताए गए हैं।

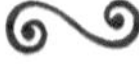

1. मुल्तानी मिट्टी और गुलाब जल फेस मास्क

सामग्री:

मुल्तानी मिट्टी – 2 बड़े चम्मच
गुलाब जल – जरूरत के अनुसार

बनाने और लगाने का तरीका:

1. मुल्तानी मिट्टी को एक कटोरी में डालें।

2. गुलाब जल मिलाकर गाढ़ा पेस्ट बनाएं।

3. इसे चेहरे और गर्दन पर लगाएं और 15-20 मिनट तक सूखने दें।

4. गुनगुने पानी से धो लें।

फायदे:

अतिरिक्त तेल को सोखता है।
पोर्स को साफ करता है।
त्वचा को ठंडक और ताजगी प्रदान करता है।

2. बेसन, दही और हल्दी फेस मास्क

सामग्री:

बेसन – 2 बड़े चम्मच
　दही – 1 बड़ा चम्मच
　हल्दी – चुटकी भर

बनाने और लगाने का तरीका:

1. बेसन, दही, और हल्दी को मिलाकर पेस्ट बनाएं।

2. इसे चेहरे पर समान रूप से लगाएं और 15 मिनट तक छोड़ दें।

3. हल्के हाथों से मसाज करते हुए धो लें।

फायदे:

अतिरिक्त तेल को नियंत्रित करता है।
　त्वचा की रंगत को निखारता है।
　डेड स्किन सेल्स को हटाता है।

3. शहद और नींबू फेस मास्क

सामग्री:
शहद – 1 बड़ा चम्मच
नींबू का रस – 1 छोटा चम्मच

बनाने और लगाने का तरीका:

1. शहद और नींबू के रस को मिलाकर पेस्ट बनाएं।

2. इसे चेहरे पर लगाएं और 10-15 मिनट के लिए छोड़ दें।

3. गुनगुने पानी से धो लें।

फायदे:

नींबू त्वचा को टोन करता है और तेल हटाता है।
शहद त्वचा को नमी प्रदान करता है और चमकदार बनाता है।

4. खीरा और एलोवेरा फेस मास्क

सामग्री:

खीरे का रस – 2 बड़े चम्मच
एलोवेरा जेल – 1 बड़ा चम्मच

बनाने और लगाने का तरीका:

1. खीरे का रस और एलोवेरा जेल को मिलाएं।

2. इस मिश्रण को चेहरे पर लगाएं और 15 मिनट तक छोड़ दें।

3. ठंडे पानी से धो लें।

फायदे:

त्वचा को ठंडक और ताजगी देता है।
अतिरिक्त तेल को हटाकर त्वचा को संतुलित करता है।
पोर्स को टाइट करता है।

5. ओट्स और शहद फेस मास्क

सामग्री:

ओट्स (पिसे हुए) – 2 बड़े चम्मच
शहद – 1 बड़ा चम्मच
गुलाब जल – 1 बड़ा चम्मच

बनाने और लगाने का तरीका:

1. ओट्स, शहद, और गुलाब जल को मिलाकर पेस्ट बनाएं।

2. इसे चेहरे पर लगाएं और 10 मिनट तक सूखने दें।

3. हल्के हाथों से मसाज करते हुए धो लें।

फायदे:

त्वचा को एक्सफोलिएट करता है।
अतिरिक्त तेल और गंदगी को हटाता है।
त्वचा को मुलायम और ताजगी भरा बनाता है।

टिप्स

सप्ताह में 2-3 बार इन फेस मास्क का उपयोग करें।

मास्क के बाद हल्का मॉइस्चराइज़र लगाएं ताकि त्वचा नमी बरकरार रख सके।

ऑयली स्किन के लिए संतुलित डाइट लें और खूब पानी पिएं।

इन आसान और नैचुरल फेस मास्क से आपकी ऑयली त्वचा स्वस्थ, साफ और चमकदार बनी रहेगी।

5

ऑयली स्किन के लिए फलों से बने नेचुरल फेस मास्क

ऑयली त्वचा के लिए फलों से बने नेचुरल फेस मास्क बेहद फायदेमंद होते हैं। ये अतिरिक्त तेल को नियंत्रित करने, पोर्स को साफ करने और त्वचा को ताजगी देने में मदद करते हैं। यहां कुछ आसान और प्रभावी फल-आधारित फेस मास्क बताए गए हैं।

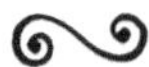

1. पपीता और नींबू फेस मास्क

सामग्री:

पके पपीते का गूदा – 2 बड़े चम्मच
नींबू का रस – 1 छोटा चम्मच

बनाने और लगाने का तरीका:

1. पके पपीते को मैश करें और उसमें नींबू का रस मिलाएं।

2. इस मिश्रण को अपने चेहरे पर लगाएं।

3. 15-20 मिनट तक लगाकर छोड़ दें।

4. गुनगुने पानी से चेहरा धो लें।

फायदे:

पपीता एक्सफोलिएट करता है और डेड स्किन सेल्स हटाता है।
नींबू अतिरिक्त तेल को कम करता है और त्वचा को टोन करता है।

2. केला और शहद फेस मास्क

सामग्री:

पका हुआ केला – 1/2
शहद – 1 बड़ा चम्मच

बनाने और लगाने का तरीका:

1. केले को मैश करें और उसमें शहद मिलाकर पेस्ट बनाएं।

2. इस पेस्ट को चेहरे पर लगाएं और 15 मिनट तक रखें।

3. ठंडे पानी से धो लें।

फायदे:

केला त्वचा को मुलायम और संतुलित रखता है।
शहद बैक्टीरिया को खत्म करता है और त्वचा को मॉइस्चर देता है।

3. टमाटर और खीरे का फेस मास्क

सामग्री:

टमाटर का रस – 2 बड़े चम्मच
खीरे का रस – 2 बड़े चम्मच

बनाने और लगाने का तरीका:

1. टमाटर और खीरे का रस मिलाएं।

2. इसे चेहरे पर लगाएं और 15 मिनट तक सूखने दें।

3. ठंडे पानी से चेहरा धो लें।

फायदे:

टमाटर त्वचा का अतिरिक्त तेल सोखता है और दाग-धब्बे कम करता है।
खीरा ठंडक देता है और पोर्स को टाइट करता है।

4. संतरे का छिलका और दही फेस मास्क

सामग्री:

संतरे का पाउडर (सूखे छिलकों को पीसकर) – 1 बड़ा चम्मच
दही – 2 बड़े चम्मच

बनाने और लगाने का तरीका:

1. संतरे के पाउडर को दही में मिलाकर पेस्ट बनाएं।

2. इसे चेहरे पर लगाएं और 15 मिनट तक रखें।

3. हल्के हाथों से स्क्रब करते हुए धो लें।

फायदे:

संतरे का छिलका त्वचा को एक्सफोलिएट करता है और तेल नियंत्रित करता है। दही त्वचा को हाइड्रेट करता है और दाग-धब्बे हल्के करता है।

5. सेब और शहद फेस मास्क

सामग्री:

कद्दूकस किया हुआ सेब – 2 बड़े चम्मच
　　शहद – 1 बड़ा चम्मच

बनाने और लगाने का तरीका:

1. सेब को कद्दूकस करें और उसमें शहद मिलाएं।

2. इस मिश्रण को चेहरे पर लगाएं।

3. 15 मिनट बाद ठंडे पानी से चेहरा धो लें।

फायदे:

सेब त्वचा को पोषण देता है और चमक बढ़ाता है।
　　शहद त्वचा को साफ और बैक्टीरिया-मुक्त रखता है।

6. स्ट्रॉबेरी और दही फेस मास्क

सामग्री:

स्ट्रॉबेरी (मैश की हुई) – 2 बड़े चम्मच
दही – 1 बड़ा चम्मच

बनाने और लगाने का तरीका:

1. स्ट्रॉबेरी को मैश करें और उसमें दही मिलाएं।

2. इसे चेहरे पर लगाएं और 15 मिनट तक रखें।

3. ठंडे पानी से चेहरा धो लें।

फायदे:

स्ट्रॉबेरी त्वचा के अतिरिक्त तेल को हटाती है और निखार लाती है। दही त्वचा को मॉइस्चर और शीतलता प्रदान करता है।

टिप्स

साप्ताहिक उपयोग: इन फेस मास्क को सप्ताह में 2-3 बार उपयोग करें।
ताजगी बनाए रखें: हमेशा ताजे फलों का उपयोग करें।
अलर्जी टेस्ट: किसी भी नए मास्क का उपयोग करने से पहले त्वचा पर थोड़ा सा लगाकर टेस्ट करें।

इन फेस मास्क का नियमित उपयोग आपकी ऑयली स्किन को बैलेंस्ड, साफ और चमकदार बनाएगा।

6

ऑयली स्किन डाइट

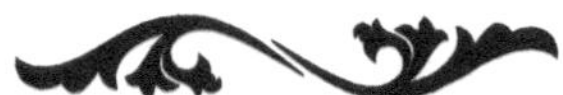

ऑयली स्किन को नियंत्रित करने के लिए सही डाइट का पालन करना बहुत महत्वपूर्ण है। आपकी डाइट में ऐसे फूड्स शामिल होने चाहिए जो त्वचा के अतिरिक्त तेल को नियंत्रित करें और त्वचा को अंदर से स्वस्थ बनाए रखें। यहां ऑयली स्किन के लिए बेस्ट डाइट के बारे में बताया गया है।

1. हाइड्रेटिंग फूड्स खाएं

पानी: दिनभर में 8-10 गिलास पानी पिएं। यह त्वचा को डिटॉक्स करता है।

तरबूज, खीरा, और संतरा: ये फलों और सब्जियों में पानी की मात्रा ज्यादा होती है और त्वचा को अंदर से हाइड्रेट रखते हैं।

---

2. ताजे फल और सब्जियां

पपीता, सेब, संतरा, और स्ट्रॉबेरी: ये फल एंटीऑक्सीडेंट से भरपूर होते हैं और त्वचा को हेल्दी रखते हैं।

हरी पत्तेदार सब्जियां: पालक, मेथी, और ब्रोकली जैसे सब्जियां त्वचा से टॉक्सिन्स को हटाने में मदद करती हैं।

---

3. ओमेगा-3 फैटी एसिड से भरपूर फूड्स

अलसी के बीज, चिया सीड्स, और अखरोट: ये त्वचा के तेल उत्पादन को नियंत्रित करते हैं।

मछली (सैल्मन, मैकरल): इसमें ओमेगा-3 होता है, जो त्वचा के लिए फायदेमंद है।

---

4. विटामिन्स और मिनरल्स

विटामिन ए: गाजर, शकरकंद और कद्दू जैसे फूड्स का सेवन करें। ये त्वचा को साफ और स्वस्थ रखते हैं।

विटामिन सी: नींबू, आंवला, और टमाटर का सेवन करें। ये त्वचा को चमकदार बनाते हैं।

जिंक: बादाम, मूंगफली, और बीज (कद्दू, सूरजमुखी) खाएं। यह मुंहासों को कम करता है।

---

5. साबुत अनाज और प्रोटीन

ब्राउन राइस, ओट्स, और क्विनोआ: ये ब्लड शुगर लेवल को स्थिर रखते हैं, जिससे त्वचा पर कम तेल बनता है।

अंडे और दालें: प्रोटीन से भरपूर फूड्स त्वचा की मरम्मत में मदद करते हैं।

---

6. हर्बल टी

ग्रीन टी और तुलसी की चाय: ये त्वचा पर एंटीऑक्सीडेंट प्रभाव डालते हैं और तेल को नियंत्रित करते हैं।

नींबू पानी: सुबह खाली पेट पिएं। यह त्वचा को डिटॉक्स करता है।

---

7. अच्छे फैट्स लें

नट्स और सीड्स: अखरोट, बादाम, और कद्दू के बीज त्वचा के लिए अच्छे होते हैं।

एवोकाडो: यह त्वचा को स्वस्थ और नमी बनाए रखता है।

ऑयली स्किन के लिए इन चीजों से बचें

1. जंक फूड और तले-भुने फूड्स: यह तेल उत्पादन बढ़ाते हैं।

2. मीठा और शुगर युक्त फूड्स: मिठाई, चॉकलेट और सॉफ्ट ड्रिंक्स से बचें।

3. डेयरी प्रोडक्ट्स: दूध और चीज ज्यादा मात्रा में लेने से मुंहासे हो सकते हैं।

4. प्रोसेस्ड फूड्स: चिप्स, बिस्किट और रेडीमेड फूड्स से दूरी बनाएं।

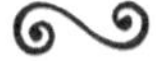

एक आदर्श दिन की डाइट प्लान (ऑयली स्किन के लिए)

सुबह का नाश्ता: ओट्स या मल्टीग्रेन ब्रेड के साथ फलों का जूस।
    मध्य सुबह: ग्रीन टी और एक मुट्ठी बादाम।
    दोपहर का भोजन: ब्राउन राइस, हरी सब्जियां, और दाल।
    शाम का नाश्ता: खीरे और गाजर का सलाद।
    रात का भोजन: ग्रिल्ड मछली या पनीर, क्विनोआ और सूप। अगर आप नॉनवेज नहीं लेते है तो हरी सब्जी, सूप ले सकते है कोशिश करें कि आप शाम के 7 बजे तक अपना डिनर खा ले और 10 बजे तक सोने चले जाएं
    सोने से पहले: हल्का गर्म दूध हल्दी वाला

निष्कर्ष

ऑयली स्किन के लिए डाइट में पानी, फाइबर और पोषक तत्वों से भरपूर फूड्स शामिल करें।

प्रोसेस्ड और तैलीय फूड्स से बचें।

सही डाइट का पालन करने से त्वचा संतुलित और साफ रहती है।

इन आदतों को अपनाकर आप अपनी ऑयली स्किन को स्वस्थ और चमकदार बना सकते हैं। और आपको कभी भी किसी कॉस्मेटिक प्रोडक्ट की आवश्यकता नहीं होगी कभी सैलून नहीं जाना पड़ेगा इससे आपके पैसे और समय दोनों बचेंगे

7

नॉर्मल स्किन के लिए नेचुरल होममेड फेस मास्क

नॉर्मल स्किन का मतलब है कि आपकी त्वचा न ज्यादा तैलीय है और न ज्यादा रूखी। नॉर्मल स्किन के लिए नेचुरल होममेड फेस मास्क त्वचा को पोषण देने, चमक बढ़ाने और इसे स्वस्थ बनाए रखने में मदद करते हैं। यहां कुछ सरल और प्रभावी फेस मास्क बताए गए हैं।

1. शहद और दूध फेस मास्क

सामग्री:

शहद – 1 बड़ा चम्मच
दूध – 1 बड़ा चम्मच

बनाने और लगाने का तरीका:

1. शहद और दूध को अच्छे से मिलाएं।

2. इस मिश्रण को चेहरे और गर्दन पर लगाएं।

3. 15 मिनट के बाद ठंडे पानी से धो लें।

फायदे:

त्वचा को मुलायम और चमकदार बनाता है।
त्वचा को पोषण और नमी प्रदान करता है।

2. केला और दही फेस मास्क

सामग्री:

पका हुआ केला – 1/2
दही – 1 बड़ा चम्मच

बनाने और लगाने का तरीका:

1. केले को मैश करें और उसमें दही मिलाएं।

2. इसे चेहरे पर लगाएं और 15-20 मिनट तक सूखने दें।

3. गुनगुने पानी से धो लें।

फायदे:

त्वचा को हाइड्रेट करता है।
चमक और ताजगी बढ़ाता है।

3. खीरा और गुलाब जल फेस मास्क

सामग्री:

खीरे का रस – 2 बड़े चम्मच
गुलाब जल – 1 बड़ा चम्मच

बनाने और लगाने का तरीका:

1. खीरे का रस और गुलाब जल मिलाकर मिश्रण तैयार करें।

2. इसे चेहरे पर लगाएं और 15 मिनट तक छोड़ दें।

3. ठंडे पानी से चेहरा धो लें।

फायदे:

त्वचा को ठंडक और ताजगी प्रदान करता है।
त्वचा की रंगत निखारता है।

4. चंदन पाउडर और गुलाब जल फेस मास्क

सामग्री:

चंदन पाउडर – 1 बड़ा चम्मच
गुलाब जल – 1 बड़ा चम्मच

बनाने और लगाने का तरीका:

1. चंदन पाउडर और गुलाब जल को मिलाकर पेस्ट बनाएं।

2. इस पेस्ट को चेहरे पर लगाएं और 15-20 मिनट तक छोड़ दें।

3. गुनगुने पानी से धो लें।

फायदे:

त्वचा को शीतलता और निखार देता है।
दाग-धब्बे हटाने में मदद करता है।

5. बेसन और हल्दी फेस मास्क

सामग्रीः

बेसन – 2 बड़े चम्मच
    हल्दी – चुटकी भर
    दूध या दही – 2 बड़े चम्मच

बनाने और लगाने का तरीकाः

1. सभी सामग्री को मिलाकर एक गाढ़ा पेस्ट बनाएं।

2. इसे चेहरे पर लगाएं और 15 मिनट तक रखें।

3. हल्के हाथों से रगड़ते हुए धो लें।

फायदेः

त्वचा को निखारता है।
    डेड स्किन सेल्स को हटाकर त्वचा को साफ करता है।

6. आलू और नींबू का फेस मास्क

सामग्री:

आलू का रस – 2 बड़े चम्मच
नींबू का रस – 1 छोटा चम्मच

बनाने और लगाने का तरीका:

1. आलू और नींबू के रस को मिलाएं।

2. इस मिश्रण को चेहरे पर लगाएं और 10-15 मिनट तक रखें।

3. ठंडे पानी से धो लें।

फायदे:

त्वचा की रंगत को हल्का करता है।
दाग-धब्बों को कम करता है।

7. ओट्स और शहद फेस मास्क

सामग्री:

ओट्स (पिसे हुए) – 2 बड़े चम्मच
शहद – 1 बड़ा चम्मच
गुलाब जल – जरूरत के अनुसार

बनाने और लगाने का तरीका:

1. ओट्स, शहद और गुलाब जल मिलाकर पेस्ट बनाएं।

2. इसे चेहरे पर लगाएं और 10 मिनट तक रखें।

3. हल्के हाथों से रगड़ते हुए धो लें।

फायदे:

त्वचा को एक्सफोलिएट करता है।
चमक और नमी प्रदान करता है।

8. केले और दूध का फेस मास्क

सामग्री:

पका हुआ केला – 1/2
दूध – 1 बड़ा चम्मच

बनाने और लगाने का तरीका:

1. केले को मैश करें और उसमें दूध मिलाएं।

2. इसे चेहरे पर लगाकर 15 मिनट तक छोड़ दें।

3. गुनगुने पानी से धो लें।

फायदे:

त्वचा को पोषण और नमी देता है।
चमकदार और मुलायम बनाता है।

9. स्ट्रॉबेरी और दही फेस मास्क

सामग्री:

स्ट्रॉबेरी (मैश की हुई) – 3-4
दही – 2 बड़े चम्मच

बनाने और लगाने का तरीका:

1. स्ट्रॉबेरी को मैश करें और दही मिलाकर पेस्ट बनाएं।

2. इसे चेहरे पर लगाएं और 15 मिनट तक रखें।

3. ठंडे पानी से धो लें।

फायदे:

त्वचा को एक्सफोलिएट करता है।
निखार और ताजगी प्रदान करता है।

10. पपीता और शहद फेस मास्क

सामग्री:

पका हुआ पपीता – 3-4 टुकड़े
शहद – 1 बड़ा चम्मच

बनाने और लगाने का तरीका:

1. पपीते को मैश करें और उसमें शहद मिलाएं।

2. इस मिश्रण को चेहरे और गर्दन पर लगाएं।

3. 15-20 मिनट के बाद ठंडे पानी से धो लें।

फायदे:

त्वचा को मुलायम और निखरी बनाता है।
शहद त्वचा को मॉइस्चराइज़ करता है।

टिप्स

फेस मास्क को सप्ताह में 2-3 बार इस्तेमाल करें।
मास्क लगाने से पहले चेहरा साफ करें।
मास्क के बाद हल्का मॉइस्चराइजर लगाएं।
ताजे और प्राकृतिक सामग्री का उपयोग करें।

इन फेस मास्क से आपकी नॉर्मल त्वचा स्वस्थ, मुलायम और चमकदार बनी रहेगी।

8

नॉर्मल स्किन के लिए आसान नेचुरल डाइट

नॉर्मल स्किन को स्वस्थ और चमकदार बनाए रखने के लिए संतुलित और पौष्टिक डाइट का होना जरूरी है। सही आहार आपकी त्वचा को भीतर से पोषण देकर चमकदार और समस्यामुक्त बनाता है। वैसे तो जिनकी नॉर्मल स्किन होती है उन्हें स्किन से जुड़ी ज्यादा परेशानी नहीं होती लेकिन यदि आप सही डाइट नहीं लेंगे तो स्किन से जुड़ी बहुत सी दिक्कतों का सामना आपको करना पड़ सकता है यहां नॉर्मल स्किन के लिए आसान और नेचुरल डाइट प्लान बताया गया है।

1. दिन की शुरुआत:

गुनगुने नींबू पानी के साथ:

सुबह खाली पेट एक गिलास गुनगुने पानी में नींबू का रस मिलाकर पिएं। यह शरीर को डिटॉक्स करता है और त्वचा को ताजगी देता है।

आंवला जूस:

एक गिलास ताजे आंवला जूस का सेवन करें। यह विटामिन सी से भरपूर है और त्वचा को निखारता है।

2. नाश्ता:

ओट्स या पोहा:

सब्जियों के साथ बना पोहा या दूध में बने ओट्स। आप सब्जियों के साथ बना चीला , इडली , स्टफ्ड परांठे भी ले सकते है

फल:

एक कटोरी ताजे फल जैसे सेब, पपीता, केला या संतरा।

ड्राई फ्रूट्स:

बादाम (4-5), अखरोट (2-3), और किशमिश (5-7)।

❧

3. मध्य सुबह का नाश्ता:

चाय या नारियल पानी:

ग्रीन टी या नारियल पानी पीएं। यह त्वचा को हाइड्रेट और डिटॉक्स करता है।

गाजर या खीरे का सलाद:

गाजर, खीरा, और टमाटर का कच्चा सलाद खाएं।

◌

4. दोपहर का भोजन:

संतुलित थाली:

ब्राउन राइस या मल्टीग्रेन रोटी।
    दाल, सब्जियां, और पनीर।
    हरी पत्तेदार सब्जियां जैसे पालक, मेथी, या ब्रोकली।

दही:

घर का बना दही जरूर शामिल करें। यह त्वचा को निखारने में मदद करता है।

◌

5. शाम का नाश्ता:

फलों का जूस या स्मूदी:

ताजे फल जैसे सेब, अनार, या संतरे का जूस।

मखाने या भुने हुए चने:

हल्के नाश्ते के लिए मखाने या चने खाएं।

෬

6. रात का भोजन:

हल्का और पौष्टिक खाना:

सब्जी के साथ रोटी या क्विनोआ।
लाइट सूप (टमाटर, पालक, या मिक्स वेज)।

सलाद:

खीरा, गाजर, और चुकंदर का सलाद।

෬

7. सोने से पहले:

गर्म हल्दी दूध:

सोने से पहले एक गिलास हल्दी वाला दूध पिएं।
यह त्वचा को रिपेयर करता है और चमक बढ़ाता है।

त्वचा के लिए जरूरी पोषक तत्व:

1. विटामिन सी:
   नींबू, संतरा, आंवला, और टमाटर।
   2. ओमेगा-3 फैटी एसिड:
   अखरोट, अलसी के बीज, और मछली।
   3. फाइबर:
   साबुत अनाज, फल, और हरी सब्जियां।
   4. प्रोटीन:
   दालें, अंडे, और दूध।
   5. पानी:
   दिनभर में 8-10 गिलास पानी पिएं।

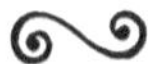

बचाव करें:

1. जंक फूड और तले-भुने खाने से बचें।

2. ज्यादा मीठा या शुगर युक्त फूड्स का सेवन न करें।

3. प्रोसेस्ड फूड्स और सोडा ड्रिंक्स से दूर रहें।

निष्कर्ष

नॉर्मल स्किन के लिए डाइट में ताजे फल, सब्जियां, साबुत अनाज, और पर्याप्त पानी शामिल करें। सही डाइट न केवल आपकी त्वचा को सुंदर बनाती है बल्कि शरीर को भी स्वस्थ रखती है।

नियमित और संतुलित आहार अपनाएं और अपनी त्वचा की प्राकृतिक चमक बनाए रखें।

9

ड्राई स्किन के लिए नेचुरल होममेड फेस मास्क

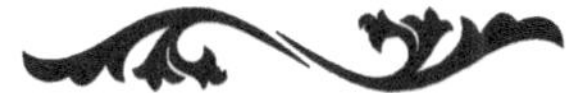

ड्राई स्किन एक ऐसी स्थिति है जिसमें त्वचा की सबसे बाहरी परत, जिसे एपिडर्मिस कहा जाता है उसमें नमी और नेचुरल ऑयल की कमी हो जाती है। इससे त्वचा पर खिंचाव, खुरदरापन, पपड़ी जमना और खुजली जैसी समस्याएं होने लगती हैं। ड्राई स्किन के लिए नेचुरल होममेड फेस मास्क त्वचा को नमी प्रदान करने और उसे मुलायम और चमकदार बनाए रखने में मदद करते हैं। ये मास्क पूरी तरह से प्राकृतिक सामग्री से बनते हैं और त्वचा को पोषण देते हैं। यहां ड्राई स्किन के लिए कुछ आसान और असरदार फेस मास्क बताए गए हैं:

1. शहद और मलाई फेस मास्क

सामग्री:

शहद – 1 बड़ा चम्मच

मलाई (मिल्क क्रीम) – 1 बड़ा चम्मच

बनाने और लगाने का तरीका:

1. शहद और मलाई को अच्छे से मिलाएं।

2. इसे चेहरे और गर्दन पर लगाएं।

3. 15-20 मिनट बाद गुनगुने पानी से धो लें।

फायदे:

त्वचा को गहराई से नमी देता है।
रूखी और खिंचाव वाली त्वचा को मुलायम बनाता है।

2. केला और शहद फेस मास्क

सामग्री:

पका हुआ केला – 1/2
शहद – 1 बड़ा चम्मच

बनाने और लगाने का तरीका:

1. केले को मैश करें और उसमें शहद मिलाएं।

2. इस पेस्ट को चेहरे पर लगाकर 15 मिनट तक रखें।

3. ठंडे पानी से धो लें।

फायदे:

त्वचा को पोषण और नमी देता है।
त्वचा को मुलायम और चमकदार बनाता है।

3. दही और ओट्स फेस मास्क

सामग्री:

दही – 2 बड़े चम्मच
ओट्स (पिसे हुए) – 1 बड़ा चम्मच

बनाने और लगाने का तरीका:

1. दही और ओट्स को मिलाकर पेस्ट बनाएं।

2. इसे चेहरे पर लगाकर 10-15 मिनट तक सूखने दें।

3. हल्के हाथों से रगड़ते हुए धो लें।

फायदे:

त्वचा को नमी प्रदान करता है।
डेड स्किन हटाकर त्वचा को साफ करता है।

4. नारियल तेल और एलोवेरा जेल फेस मास्क

सामग्री:

नारियल तेल – 1 बड़ा चम्मच
ताजा एलोवेरा जेल – 2 बड़े चम्मच

बनाने और लगाने का तरीका:

1. नारियल तेल और एलोवेरा जेल को मिलाकर मिश्रण तैयार करें।

2. इसे चेहरे पर लगाएं और 20 मिनट के लिए छोड़ दें।

3. गुनगुने पानी से धो लें।

फायदे:

त्वचा को गहराई से हाइड्रेट करता है।
सूखी त्वचा की जलन को शांत करता है।

5. बादाम और दूध फेस मास्क

सामग्री:

बादाम (पिसे हुए) – 1 बड़ा चम्मच
     दूध – 2 बड़े चम्मच

बनाने और लगाने का तरीका:

1. पिसे हुए बादाम और दूध को मिलाकर पेस्ट बनाएं।

2. इसे चेहरे पर लगाएं और 15-20 मिनट तक रखें।

3. ठंडे पानी से धो लें।

फायदे:

त्वचा को नमी और पोषण प्रदान करता है।
     रूखी त्वचा को मुलायम बनाता है।

6. चंदन पाउडर गुलाब जल और ग्लिसरीन फेस मास्क

सामग्री:

चंदन पाउडर – 1 बड़ा चम्मच
गुलाब जल – 1 बड़ा चम्मच
ग्लिसरीन _ आधा चम्मचबना

बनाने और लगाने का तरीका:

1. चंदन पाउडर ग्लिसरीन और गुलाब जल मिलाकर पेस्ट बनाएं।

2. इसे चेहरे पर लगाकर 15 मिनट तक सूखने दें।

3. गुनगुने पानी से धो लें।

फायदे:

त्वचा को ठंडक और नमी प्रदान करता है।
रूखेपन को कम करता है।

7. एवोकाडो और शहद फेस मास्क

सामग्री:

एवोकाडो (मैश किया हुआ) – 2 बड़े चम्मच
शहद – 1 बड़ा चम्मच

बनाने और लगाने का तरीका:

1. एवोकाडो को मैश करें और उसमें शहद मिलाएं।
2. इस पेस्ट को चेहरे पर लगाकर 15-20 मिनट तक रखें।
3. ठंडे पानी से धो लें।

फायदे:

त्वचा को गहराई से मॉइस्चराइज़ करता है।
त्वचा को पोषण देता है।

8. जैतून का तेल और चीनी स्क्रब मास्क

सामग्री:

जैतून का तेल – 1 बड़ा चम्मच
चीनी – 1 छोटा चम्मच

बनाने और लगाने का तरीका:

1. जैतून का तेल और चीनी मिलाएं।

2. इसे चेहरे पर हल्के हाथों से रगड़ें।

3. 5 मिनट बाद ठंडे पानी से धो लें।

फायदे:

त्वचा को एक्सफोलिएट करता है।
नमी और कोमलता प्रदान करता है।

9. ग्लिसरीन और गुलाब जल फेस मास्क

सामग्री:

ग्लिसरीन – 1 चम्मच
गुलाब जल – 2 चम्मच

बनाने और लगाने का तरीका:

1. ग्लिसरीन और गुलाब जल को अच्छे से मिलाएं।

2. इस मिश्रण को कॉटन की मदद से चेहरे और गर्दन पर लगाएं।

3. 15-20 मिनट बाद ठंडे पानी से धो लें।

फायदे:

त्वचा को हाइड्रेट करता है।
रूखापन और खिंचाव को कम करता है।

10. ग्लिसरीन और शहद फेस मास्क

सामग्री:

ग्लिसरीन – 1 चम्मच
शहद – 1 चम्मच

बनाने और लगाने का तरीका:

1. ग्लिसरीन और शहद को मिलाकर पेस्ट बनाएं।

2. इसे चेहरे पर लगाएं और 15 मिनट के लिए छोड़ दें।

3. गुनगुने पानी से धो लें।

फायदे:

त्वचा को गहराई से मॉइस्चराइज करता है।
डल और रूखी त्वचा को चमकदार बनाता है।

11. ग्लिसरीन और दही फेस मास्क

सामग्री:

ग्लिसरीन – 1 चम्मच
दही – 2 चम्मच

बनाने और लगाने का तरीका:

1. ग्लिसरीन और दही को अच्छे से मिलाएं।

2. इसे चेहरे पर लगाकर 10-15 मिनट तक छोड़ दें।

3. ठंडे पानी से धो लें।

फायदे:

त्वचा को पोषण और नमी प्रदान करता है।
त्वचा को सॉफ्ट और स्मूद बनाता है।

12. ग्लिसरीन, एलोवेरा और नारियल तेल फेस मास्क

सामग्री:

ग्लिसरीन – 1 चम्मच
ताजा एलोवेरा जेल – 2 चम्मच
नारियल तेल – 1 चम्मच

बनाने और लगाने का तरीका:

1. सभी सामग्री को मिलाकर पेस्ट बनाएं।

2. इसे चेहरे और गर्दन पर लगाएं।

3. 15-20 मिनट बाद गुनगुने पानी से धो लें।

फायदे:

रूखी त्वचा की जलन को कम करता है।
त्वचा को गहराई से हाइड्रेट करता है।

महत्वपूर्ण टिप्स

फेस मास्क को सप्ताह में 2-3 बार उपयोग करें।
मास्क लगाने से पहले चेहरा साफ कर लें।
हमेशा ताजे और प्राकृतिक सामग्री का उपयोग करें।
मास्क के बाद त्वचा पर हल्का मॉइस्चराइज़र लगाएं।
ग्लिसरीन का उपयोग हमेशा थोड़ी मात्रा में करें
ग्लिसरीन लगाने के बाद धूप में जाने से बचें।

इन मास्क का नियमित उपयोग करके ड्राई स्किन को नमी, पोषण, और प्राकृतिक चमक प्रदान की जा सकती है।

10

ड्राई स्किन के लिए बेस्ट नेचुरल डाइट

ड्राई स्किन के लिए सही और संतुलित डाइट बेहद जरूरी है। यह आपकी त्वचा को अंदर से पोषण प्रदान करती है और उसे नमी बनाए रखने में मदद करती है। यहां ड्राई स्किन के लिए एक आसान और नेचुरल डाइट प्लान बताया गया है:

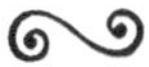

1. सुबह की शुरुआत:

गुनगुने पानी में नींबू और शहद:
सुबह खाली पेट गुनगुने पानी में नींबू और शहद मिलाकर पिएं।
यह शरीर को डिटॉक्स करता है और त्वचा को ताजगी देता है।

आंवला जूस या एलोवेरा जूस:
यह विटामिन सी और एंटीऑक्सीडेंट से भरपूर है, जो त्वचा को नमी और चमक प्रदान करता है।

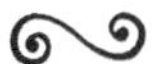

2. नाश्ता:

फलों का सेवन:

पपीता, केला, सेब, संतरा जैसे फलों को नाश्ते में शामिल करें।

ड्राई फ्रूट्स:

4-5 बादाम, 2-3 अखरोट, और 5-7 किशमिश खाएं। यह त्वचा के लिए हेल्दी फैट्स और ओमेगा-3 प्रदान करता है।

दलिया या ओट्स:

दूध में पके दलिया या ओट्स खाएं।

☙

3. मध्य सुबह का नाश्ता:

नारियल पानी:

नारियल पानी त्वचा को हाइड्रेट करता है।

खीरा और गाजर का सलाद:

खीरा और गाजर में पानी की मात्रा अधिक होती है, जो त्वचा को नमी प्रदान करता है।

☙

4. दोपहर का भोजन:

संतुलित थाली:

मल्टीग्रेन रोटी या ब्राउन राइस।
हरी पत्तेदार सब्जियां जैसे पालक, मेथी, या ब्रोकली।
दाल और सब्जियां।

दही:

दही को जरूर शामिल करें। यह त्वचा के लिए प्राकृतिक मॉइस्चराइज़र का काम करता है।

5. शाम का नाश्ता:

फलों का जूस या स्मूदी:
ताजे फल जैसे संतरा, अनार, या सेब से बना जूस या स्मूदी।

मखाने या भुने हुए चने:
हल्के नाश्ते के लिए मखाने या चने का सेवन करें।

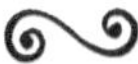

6. रात का भोजन:

हल्का और पौष्टिक खाना:
खिचड़ी, सूप, या हरी सब्जियों के साथ रोटी।

सलाद:
खीरा, गाजर, और टमाटर का सलाद खाएं।

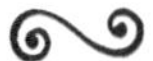

7. सोने से पहले:

गर्म हल्दी दूध:
सोने से पहले एक गिलास हल्दी वाला दूध पिएं।
यह त्वचा को रिपेयर करने में मदद करता है और त्वचा को भीतर से नमी देता है।

ड्राई स्किन के लिए जरूरी पोषक तत्व:

1. ओमेगा-3 फैटी एसिड:
    अखरोट, अलसी के बीज, चिया सीड्स, और मछली। अगर आप मछली नहीं खाते तो आप फिश ऑयल कैप्सूल भी ले सकते हो
    2. विटामिन ई:
सूरजमुखी के बीज, बादाम, और एवोकाडो।
    3. विटामिन सी:
संतरा, आंवला, और नींबू।
    4. फाइबर:
साबुत अनाज जिसमें आप गेहूं की मात्रा कम ही रखें और ताजे फल।
    5. पानी:
दिनभर में कम से कम 8-10 गिलास पानी पिएं।

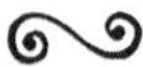

क्या न खाएं:

1. ज्यादा तला-भुना खाना।

2. कैफीन और शुगर युक्त फूड्स।

3. प्रोसेस्ड और पैकेज्ड फूड।

4. ज्यादा नमक वाले भोजन।

निष्कर्ष

ड्राई स्किन के लिए आपकी डाइट में ताजे फल, हरी सब्जियां, ड्राई फ्रूट्स, और पर्याप्त मात्रा में पानी शामिल करना चाहिए। यह डाइट आपकी त्वचा को न केवल हाइड्रेट रखेगी बल्कि उसे प्राकृतिक चमक भी प्रदान करेगी। और कभी आपको सैलून जाने की जरूरत नहीं पड़ेगी आपकी डाइट अच्छी होगी तो आपका शरीर भी हमेशा स्वस्थ रहेगा

11

ट्रेडीशनल इंडियन उबटन का इतिहास

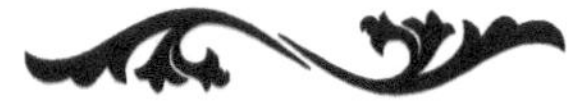

उबटन भारतीय सौंदर्य और सांस्कृतिक परंपरा का एक अहम हिस्सा है, जो न केवल त्वचा की देखभाल करता है, बल्कि इसे प्राकृतिक तरीके से चमकदार और स्वस्थ बनाता है। उबटन का उपयोग भारत में सदियों से होता आ रहा है। इसका इतिहास वैदिक काल से जुड़ा हुआ है, जहां आयुर्वेदिक चिकित्सा पद्धतियों में उबटन का विशेष स्थान था। उस समय उबटन का उपयोग न केवल सौंदर्य के लिए, बल्कि शरीर के शुद्धिकरण और उपचार के लिए भी किया जाता था।

आयुर्वेद में उबटन का महत्वपूर्ण स्थान है। इसमें उपयोग होने वाले प्राकृतिक तत्व जैसे हल्दी, चंदन, बेसन, और मुल्तानी मिट्टी का आयुर्वेदिक ग्रंथों में विस्तार से वर्णन मिलता है। इनका उपयोग शरीर की गहराई से सफाई, त्वचा की देखभाल और स्वास्थ्य को बढ़ावा देने के लिए किया जाता था।भारतीय संस्कृति में हल्दी का विशेष स्थान है। यह न केवल उबटन का प्रमुख घटक है, बल्कि इसे शुभ माना जाता है। हल्दी का उपयोग वैदिक काल से लेकर आज तक 'हल्दी समारोह' में होता आ रहा है, जिससे दूल्हा-दुल्हन की त्वचा को निखारने का प्रयास किया जाता है।

प्राचीन भारतीय राजाओं और रानियों के लिए उबटन एक महत्वपूर्ण सौंदर्य प्रक्रिया थी। रानियों के सौंदर्य निखार के लिए खास उबटन तैयार किए जाते थे, जिनमें केसर, चंदन, और गुलाब जैसी दुर्लभ सामग्रियाँ शामिल होती थीं। आज भी भारत के विभिन्न हिस्सों में उबटन लगाने की परंपरा जारी है। खासकर शादी से पहले दुल्हन और दूल्हे पर उबटन लगाकर उनकी त्वचा को शादी के दिन के लिए

चमकदार और स्वस्थ बनाया जाता है। उबटन का उपयोग प्राचीन भारतीय सौंदर्य विधियों का एक हिस्सा है। इसे मुख्य रूप से शादी से पहले दुल्हनों की सुंदरता को निखारने और त्वचा को तैयार करने के लिए उपयोग किया जाता है।

उबटन में सिर्फ प्राकृतिक सामग्री का ही उपयोग होता है, जो त्वचा को बिना किसी हानिकारक रसायनों के साफ और चमकदार बनाता है। उबटन में ऐसे तत्व होते हैं जो त्वचा की प्राकृतिक सुरक्षा को बढ़ाते हैं, जैसे हल्दी में एंटीऑक्सीडेंट होते हैं जो त्वचा को धूप और प्रदूषण से होने वाले नुकसान से बचाते हैं। उबटन लगाने की प्रक्रिया न केवल त्वचा के लिए फायदेमंद है, बल्कि इसका उपयोग मानसिक और शारीरिक शांति देने वाला भी माना जाता है। उबटन लगाने से थकान दूर होती है और त्वचा ताजगी महसूस करती है। भारतीय शादी में उबटन लगाने की रस्में होती हैं, जिसे 'हल्दी समारोह' कहा जाता है। यह दुल्हन और दूल्हे की त्वचा को शादी के दिन के लिए तैयार करने की परंपरा है।

12

ब्राइडल उबटन रेसिपी

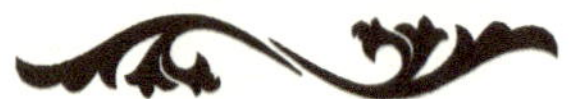

ब्राइडल उबटन एक प्राकृतिक नुस्खा है जो त्वचा को निखारने, चमकाने और साफ करने में मदद करता है। यह उबटन खासतौर पर शादी से पहले दुल्हन के लिए बनाया जाता है ताकि उसकी त्वचा सुंदर और स्वस्थ दिखे। होने वाली दुल्हन के लिए कुछ खास उबटनों की रेसिपी जिन्हें आप बहुत आसानी से घर की ही चीजों से बहुत ही कम खर्च में बना सकती है जब आप इन्हें लगाएंगी तो शादी रस्मों को दिल से महसूस करेंगी उनकी यादें आपके मन के किसी कोने में हमेशा के लिए ताजा रहेंगी।

1. बेसन उबटन

सामग्री:

1. बेसन (चने का आटा) - 2 बड़े चम्मच

2. हल्दी - 1 चुटकी (या 1/2 छोटा चम्मच)

3. चंदन पाउडर - 1 बड़ा चम्मच

4. कच्चा दूध - आवश्यकतानुसार (लगभग 2-3 बड़े चम्मच)

5. नींबू का रस - 1 छोटा चम्मच

6. शहद - 1 छोटा चम्मच (अगर त्वचा सूखी हो तो)

7. गुलाब जल - 1-2 बड़े चम्मच

8. बादाम का तेल - 1 छोटा चम्मच (अगर आपकी त्वचा रूखी हो)

विधि:

1. बेसन को एक बाउल में लें।

2. उसमें हल्दी और चंदन पाउडर मिलाएं।

3. अब कच्चा दूध और नींबू का रस डालें।

4. अगर आपकी त्वचा सूखी है तो इसमें शहद और बादाम का तेल मिला सकते हैं।

5. गुलाब जल डालकर इसका गाढ़ा पेस्ट बना लें।

6. पेस्ट को अच्छी तरह मिलाकर चिकना कर लें।

लगाने का तरीका:

1. सबसे पहले अपने चेहरे और गर्दन को साफ पानी से धो लें।

2. अब उबटन को हल्के हाथों से पूरे चेहरे, गर्दन और शरीर पर लगाएं।

3. इसे 15-20 मिनट के लिए सूखने दें।

4. हल्के हाथों से मसाज करते हुए इसे रगड़कर उतारें।

5. फिर गुनगुने पानी से चेहरा धो लें।

फायदे:

बेसन त्वचा की गंदगी और अतिरिक्त तेल हटाता है।

हल्दी एंटी-बैक्टीरियल और एंटी-इंफ्लेमेटरी गुणों से भरपूर होती है, जिससे त्वचा में निखार आता है।

चंदन पाउडर त्वचा को ठंडक देता है और दाग-धब्बों को कम करता है।

कच्चा दूध त्वचा को नमी देता है और उसे मुलायम बनाता है।

नींबू त्वचा के दाग-धब्बों को हल्का करता है और उसमें चमक लाता है।

शहद त्वचा को नमी और पोषण प्रदान करता है।

इसे हफ्ते में 2-3 बार इस्तेमाल करें और आप जल्द ही अपनी त्वचा में निखार देखेंगे।

2. ओटमील उबटन

ओटमील, मसूर दाल, कच्चा चावल, से बने उबटन को ब्राइडल स्किन के लिए बहुत फायदेमंद माना जाता है। यह नुस्खा त्वचा को निखारने, डेड स्किन सेल्स हटाने, और त्वचा को मुलायम व चमकदार बनाने में मदद करता है। आइए जानते हैं इस उबटन की संपूर्ण जानकारी।

सामग्री:

1. ओटमील (जई का आटा) - 2 बड़े चम्मच

2. मसूर दाल (लाल दाल) - 2 बड़े चम्मच (पीसी हुई)

3. कच्चा चावल - 1 बड़ा चम्मच (पीसा हुआ)

4. बादाम - 5-6 (बारीक पीसे हुए)

5. हल्दी - 1/2 छोटा चम्मच

6. गुलाब जल - आवश्यकतानुसार (लगभग 2-3 बड़े चम्मच)

7. कच्चा दूध - 2-3 बड़े चम्मच (इच्छानुसार)

विधि:

1. ओटमील को बारीक पीस लें।

2. मसूर दाल, कच्चा चावल, और बादाम को भी अच्छे से पीस लें ताकि पाउडर बन जाए।

3. अब एक बाउल में सभी पिसी हुई सामग्री को मिला लें।

4. उसमें हल्दी डालें और फिर गुलाब जल और कच्चा दूध डालकर इसका एक गाढ़ा पेस्ट बना लें।

5. पेस्ट को अच्छी तरह मिलाएं ताकि सभी चीजें आपस में अच्छी तरह से घुल जाएं।

लगाने का तरीका:

1. सबसे पहले अपने चेहरे, गर्दन और शरीर के हिस्सों को पानी से धो लें।

2. अब उबटन को हल्के हाथों से पूरे चेहरे, गर्दन और शरीर पर लगाएं।

3. इसे 15-20 मिनट के लिए सूखने दें।

4. जब उबटन हल्का सूखने लगे, तो धीरे-धीरे इसे हल्के हाथों से रगड़कर उतारें। इससे डेड स्किन निकल जाएगी।

5. अंत में गुनगुने पानी से चेहरा और शरीर धो लें और साफ कपड़े से पोंछ लें।

इस उबटन के फायदे:

ओटमील त्वचा को एक्सफोलिएट करता है और नमी प्रदान करता है।

मसूर दाल त्वचा की गहराई से सफाई करता है और त्वचा को निखारता है।

कच्चा चावल प्राकृतिक स्क्रब का काम करता है, जिससे त्वचा पर जमा गंदगी और डेड स्किन निकल जाती है।

बादाम त्वचा को पोषण और नमी प्रदान करता है, जिससे त्वचा मुलायम होती है।

हल्दी में एंटी-बैक्टीरियल गुण होते हैं जो त्वचा को साफ और चमकदार बनाते हैं।

गुलाब जल त्वचा को ताजगी और ठंडक देता है, जिससे त्वचा तरोताजा और निखरी हुई नजर आती है।

कच्चा दूध त्वचा को मुलायम और चमकदार बनाता है।

इस्तेमाल का समय:

इस उबटन को हफ्ते में 2-3 बार लगाएं। ब्राइडल के लिए इसे शादी के 1 महीने पहले से ही शुरू करना सबसे अच्छा रहेगा, ताकि त्वचा का प्राकृतिक निखार और चमक अच्छे से उभर सके।

इस उबटन से त्वचा को प्राकृतिक रूप से निखार मिलेगा और दुल्हन की त्वचा शादी के दिन सुंदर और आकर्षक दिखेगी।

3. ड्राई फ्रूट उबटन

दुल्हन के लिए ड्राई फ्रूट से बना ये उबटन गजब का निखार लाता है त्वचा को निखारने और चमकदार बनाने में बहुत फायदेमंद होता है। इसे घर पर आसानी से तैयार किया जा सकता है। ये उबटन आपको बाजार में कही भी नहीं मिलेगा इतना शुद्ध इतना फ्रेश आपको पता होगा कि आपने वास्तव में इसके अंदर कौन कौन से इंग्रीडिएंट डाले है और आपके मन को ये संतुष्टि रहेगी कि आपने कोई भी केमिकल अपनी स्किन पर इस्तेमाल नहीं किया है उबटन यानी हल्दी की रस्म से दुल्हन की भावनाएं जुड़ी होती है ब्राइड को इस बात की खुशी होगी कि वो दुनिया का बेस्ट उबटन लगा रही है तो आइए जानते हैं इसे बनाने का तरीका और इसके फायदे:

सामग्री:

1. बादाम: 10-15 पीस (बादाम त्वचा को मुलायम और पोषण देने का काम करता है)

2. काजू: 8-10 पीस (यह त्वचा की गहराई से सफाई करता है)

3. पिस्ता: 8-10 पीस (पिस्ता त्वचा को नमी देने में मदद करता है)

4. अलसी के बीज: 2-3 चम्मच (त्वचा में चमक लाता है)

5. मसूर दाल: 2-3 चम्मच (यह त्वचा से टैनिंग हटाने में मदद करता है)

6. चावल: 2-3 चम्मच (चावल त्वचा को गोरा और साफ करता है)

7. संतरे के सूखे छिलके: 2-3 चम्मच (यह त्वचा को निखारता है और दाग-धब्बे दूर करता है)

8. केसर: 4-5 धागे (केसर त्वचा को प्राकृतिक चमक देता है)

9. मीठा बादाम तेल: 2-3 चम्मच (यह त्वचा को नमी और पोषण देता है)

उबटन बनाने की विधि:

1. सबसे पहले बादाम, काजू, पिस्ता, मसूर दाल और चावल को अच्छी तरह से पीस लें, ताकि इनका बारीक पाउडर बन जाए।

2. संतरे के सूखे छिलके को भी पीसकर पाउडर बना लें।

3. अब इन सबको एक कटोरी में मिला लें।

4. इसमें अलसी के बीज पीसकर डाले और केसर के धागे 3 चम्मच दूध में डालकर रख दें 15 मिनट बाद इसे भी बाकी सामग्री में मिला दें

5. अब इस मिश्रण में मीठा बादाम तेल डालकर अच्छे से मिलाएं, ताकि उबटन गाढ़ा हो जाए।

6. अगर यह बहुत गाढ़ा लगे, तो थोड़ा सा गुलाब जल या दूध मिलाकर इसे हल्का कर सकते हैं।

लगाने की विधि:

1. इस उबटन को नहाने से पहले त्वचा पर अच्छे से लगाएं। इसे शरीर और चेहरे दोनों पर लगाया जा सकता है। ध्यान रखें कि जब भी कोई उबटन या फेस पैक आप लगाएं आपकी स्किन को अच्छे से साफ कर लें धो ले

2. उबटन को हल्के हाथों से गोलाकार में मसाज करते हुए लगाएं।

3. इसे 15-20 मिनट के लिए सूखने दें।

4. फिर गुनगुने पानी से धो लें।

फायदे:

त्वचा को पोषण: बादाम, काजू और पिस्ता त्वचा को गहराई से पोषण देते हैं, जिससे त्वचा मुलायम और चमकदार होती है।

दाग-धब्बे हटाना: संतरे के छिलके और मसूर दाल के गुणों से त्वचा के दाग-धब्बे कम होते हैं और रंगत निखरती है।

नमी प्रदान करना: मीठा बादाम तेल और अलसी के बीज त्वचा को नमी देते हैं और उसे सूखने से बचाते हैं।

प्राकृतिक चमक: केसर और चावल त्वचा को प्राकृतिक चमक देते हैं और उसे गोरा बनाते हैं।

टैनिंग हटाना: मसूर दाल और संतरे के छिलके से बनी यह उबटन त्वचा से टैनिंग को भी हटाने में सहायक होती है।

इस उबटन को हफ्ते में 2-3 बार उपयोग करें ताकि दुल्हन की त्वचा शादी के दिन प्राकृतिक रूप से दमकती और खूबसूरत दिखे।

4. गेहूं का चोकर और जौं के आटे से बना खास उबटन

ब्राइडल उबटन त्वचा को निखारने और चमक देने के लिए खास होता है, और शादी के पहले इसका इस्तेमाल बहुत फायदेमंद माना जाता है। अगर आपके पास एक महीने का समय है तो आप आसानी से अपनी स्किन को चमका सकते है चाहे आपका जो भी कलर टोन है ये उबटन आपकी स्किन को निखारता है आप जैसी खूबसूरती की चाह रखते है वो आपको बहुत ही कम खर्च में मिल जाती है यहां एक बहुत ही खास उबटन बनाने की आसान रेसिपी दी जा रही है:

सामग्री:

1. बेसन (चने का आटा) - 2 बड़े चम्मच

2. गेंहूँ का चोकर - 1 बड़ा चम्मच

3. जौं का आटा - 1 बड़ा चम्मच

4. मिल्क क्रीम (मलाई) या दही - 2 बड़े चम्मच

5. हल्दी - 1/2 छोटा चम्मच

6. केसर - 4-5 धागे (पानी या दूध में भिगोए हुए)

7. चंदन पाउडर - 1 बड़ा चम्मच

8. गुलाब की पत्तियां - 1 बड़ा चम्मच (ताज़ा या सूखी)

9. गुलाब जल - 1-2 बड़े चम्मच (आवश्यकता अनुसार)

बनाने की विधि:

1. सभी सूखी सामग्री मिलाएं: एक बड़े बर्तन में बेसन, गेंहूँ का चोकर, जौं का आटा, हल्दी और चंदन पाउडर को अच्छे से मिला लें।

2. केसर और गुलाब की पत्तियों का उपयोग: केसर के धागों को हल्का गर्म दूध या पानी में 10-15 मिनट के लिए भिगो दें ताकि उनका रंग और खुशबू निकल आए। गुलाब की ताज़ी पत्तियों को पीस लें, अगर सूखी हैं तो उन्हें पाउडर बना लें। दोनों को सूखी सामग्री में मिलाएं।

3. मलाई या दही मिलाएं: अब इस मिश्रण में मिल्क क्रीम (मलाई) या दही मिलाएं। दोनों का चुनाव आपकी त्वचा के अनुसार कर सकते हैं। मलाई शुष्क (ड्राई) त्वचा के लिए अच्छी है, जबकि दही तैलीय (ऑयली) त्वचा के लिए बेहतर होता है। इसे अच्छी तरह मिलाएं ताकि गाढ़ा पेस्ट बन जाए।

4. गुलाब जल मिलाएं: अब जरूरत के अनुसार गुलाब जल डालकर उबटन की कंसिस्टेंसी को और बेहतर करें। पेस्ट को इतना पतला रखें कि इसे आसानी से चेहरे और शरीर पर लगाया जा सके।

5. केसर का पानी मिलाएं: अब केसर का पानी भी पेस्ट में डाल दें और अच्छे से मिला लें।

लगाने की विधि:

1. सबसे पहले, अपने चेहरे और शरीर को अच्छे से धो लें।

2. अब इस उबटन को चेहरे और शरीर पर लगाएं। लगाने के बाद हल्के हाथों से मसाज करें।

3. इसे 15-20 मिनट के लिए सूखने दें।

4. जब उबटन सूखने लगे, तब हल्के गुनगुने पानी से इसे रगड़कर छुड़ा लें। रगड़ने से डेड स्किन सेल्स निकल जाएंगी और त्वचा निखरी हुई दिखेगी।

5. अच्छे से साफ़ पानी से धो लें और कोई हल्का मॉइश्चराइज़र लगा लें।

फायदे:

बेसन और जौं का आटा त्वचा से अशुद्धियाँ निकालते हैं और टोन को बराबर करते हैं।

मलाई या दही त्वचा को नरम और मॉइश्चराइज रखते हैं।

हल्दी और केसर त्वचा की रंगत को निखारते हैं और दाग-धब्बों को कम करते हैं।

चंदन और गुलाब त्वचा को ठंडक और सुकून देते हैं।

इस उबटन का नियमित उपयोग शादी से पहले आपकी त्वचा को चमकदार और खूबसूरत बना देगा। सैलून का महंगे से महंगा फेशियल इसके सामने फीका है इसे लगाने से पहले अपनी स्किन टाइप का ध्यान जरूर रखें और अपनी स्किन को अच्छे से साफ करने के बाद ही ये उबटन लगाएं इस उबटन को लगाने से आपको अंदर से सुकून मिलेगा कि आपने कोई केमिकल अपनी स्किन पर इस्तेमाल नहीं किया है औरबहट ही कम कीमत पर एक बेहतरीन उबटन आपको मिला है

5. दुल्हन के लिए एंटी पिंपल उबटन रेसिपी

ब्राइडल के लिए एंटी पिंपल उबटन त्वचा को साफ, निखरा और मुहांसों से मुक्त करने के लिए बेहद प्रभावी होता है। इसमें नीम, तुलसी, एलोवेरा, हल्दी, शहद, बेसन और जौं के आटे जैसी प्राकृतिक सामग्रियों का उपयोग किया जाता है, जो त्वचा को पिंपल्स, दाग-धब्बों और अशुद्धियों से दूर रखने में मदद करती हैं। यहां इस उबटन की आसान रेसिपी दी गई है:

सामग्री:

1. नीम पाउडर - 1 बड़ा चम्मच (ताज़े पत्तों का पेस्ट भी ले सकते हैं)

2. तुलसी पाउडर - 1 बड़ा चम्मच (ताज़ी पत्तियों का पेस्ट भी इस्तेमाल कर सकते हैं)

3. एलोवेरा जेल - 2 बड़े चम्मच (ताज़ी एलोवेरा की पत्तियों से निकाला हुआ या बाजार में उपलब्ध जेल)

4. हल्दी पाउडर - 1/2 छोटा चम्मच (कच्ची हल्दी का पेस्ट भी अच्छा है)

5. शहद - 1 बड़ा चम्मच

6. बेसन (चने का आटा) - 2 बड़े चम्मच

7. जौं का आटा - 1 बड़ा चम्मच

8. गुलाब जल - आवश्यकता अनुसार (पेस्ट बनाने के लिए)

9. नींबू का रस - 1 छोटा चम्मच (यदि आपकी त्वचा तैलीय है)

उबटन बनाने की विधि:

1. नीम और तुलसी की तैयारी:

यदि आप ताज़ी नीम और तुलसी की पत्तियों का उपयोग कर रहे हैं, तो इन्हें धोकर पीस लें और एक पेस्ट बना लें।

यदि आप पाउडर का उपयोग कर रहे हैं, तो सीधे नीम और तुलसी पाउडर लें।

2. एलोवेरा जेल तैयार करें:

ताज़ी एलोवेरा की पत्तियों से जेल निकालें। इसके लिए पत्ते को छीलकर अंदर का गाढ़ा जेल निकाल लें। अगर आप बाजार का एलोवेरा जेल इस्तेमाल कर रहे हैं, तो इसे सीधा इस्तेमाल कर सकते हैं।

3. सूखी सामग्री मिलाएं:

एक बाउल में बेसन, जौं का आटा, नीम पाउडर, तुलसी पाउडर और हल्दी पाउडर को अच्छी तरह मिलाएं। ये सभी सामग्री त्वचा की अशुद्धियों को दूर करने में मदद करती हैं, विशेषकर नीम और तुलसी, जो एंटीबैक्टीरियल गुणों के लिए जानी जाती हैं।

4. गीली सामग्री मिलाएं:

अब इस मिश्रण में एलोवेरा जेल और शहद डालें। एलोवेरा त्वचा को हाइड्रेट करता है और शहद त्वचा को नरम और मुलायम बनाता है।

अगर आपकी त्वचा तैलीय है, तो आप इसमें 1 छोटा चम्मच नींबू का रस भी मिला सकते हैं, जो पिंपल्स को कम करने में मदद करता है।

5. पेस्ट बनाने के लिए गुलाब जल मिलाएं:

अब इस मिश्रण में आवश्यकतानुसार गुलाब जल मिलाएं ताकि एक गाढ़ा, चिकना पेस्ट तैयार हो जाए। गुलाब जल त्वचा को ताजगी और नमी प्रदान करता है।

उबटन लगाने की विधि:

1. चेहरे की सफाई करें: सबसे पहले, चेहरे को हल्के फेस वॉश से धो लें ताकि धूल और तेल हट जाए। आप चाहे तो हल्का स्टीम भी ले सकते हैं ताकि पोर्स खुल जाएं और उबटन गहराई तक असर कर सके।

2. उबटन लगाएं:

इस तैयार उबटन को अपने चेहरे और गर्दन पर समान रूप से लगाएं। ध्यान दें कि आंखों और होंठों के आसपास के हिस्से को छोड़ दें।

लगाने के बाद हल्के हाथों से गोलाकार मोशन में मसाज करें। मसाज से रक्त संचार बढ़ता है और पिंपल्स की सूजन कम होती है।

3. सूखने दें: इसे 15-20 मिनट के लिए सूखने दें। उबटन को पूरी तरह से सूखने न दें, क्योंकि इससे त्वचा में खिंचाव हो सकता है। जब उबटन हल्का सूखने लगे, तब इसे धो लें।

4. धोएं:

हल्के गुनगुने पानी से उबटन को धो लें। धोते समय हल्के हाथों से मसाज करें ताकि डेड स्किन निकल जाए।

चेहरे को तौलिए से हल्के थपथपाकर सुखाएं।

5. मॉइस्चराइज़र लगाएं: उबटन लगाने के बाद चेहरे को हाइड्रेट रखने के लिए हल्का मॉइस्चराइज़र लगाएं। यदि आपकी त्वचा तैलीय है, तो जल आधारित (water-based) मॉइस्चराइज़र चुनें।

इस उबटन के फायदे:

1. नीम और तुलसी: ये दोनों सामग्री पिंपल्स और एक्ने को कम करने में बहुत प्रभावी हैं, क्योंकि इनमें एंटीबैक्टीरियल और एंटी-इंफ्लेमेटरी गुण होते हैं।

2. एलोवेरा: एलोवेरा त्वचा को शांत करता है और जलन, सूजन को कम करता है। यह त्वचा को हाइड्रेट करता है।

3. हल्दी: हल्दी त्वचा की रंगत को निखारती है और उसमें प्राकृतिक चमक लाती है। यह दाग-धब्बों को कम करने में भी मदद करती है।

4. शहद: शहद त्वचा को पोषण देता है और उसमें नमी बनाए रखता है। यह

प्राकृतिक एंटीसेप्टिक भी है, जो पिंपल्स को रोकता है।

5. बेसन और जौं का आटा: ये दोनों सामग्री त्वचा को साफ करने और डेड स्किन हटाने में मदद करती हैं। इससे त्वचा कोमल और साफ रहती है।

सुझाव

इस उबटन को हफ्ते में 2-3 बार इस्तेमाल करें, ताकि आपकी त्वचा धीरे-धीरे पिंपल्स से मुक्त हो जाए और ब्राइडल ग्लो पा सके।

अगर आपकी त्वचा संवेदनशील है, तो किसी भी नई सामग्री का उपयोग करने से पहले पैच टेस्ट जरूर करें।

यह उबटन नियमित रूप से इस्तेमाल करने पर आपकी त्वचा को निखार देगा और पिंपल्स को रोकने में मदद करेगा, जिससे आप अपनी शादी के दिन एकदम खूबसूरत और चमकदार दिखेंगी।

13

बालों की समस्याएं और समाधान

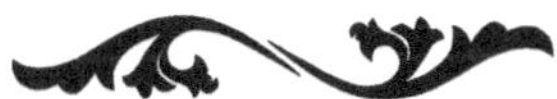

बालों की समस्याओं से निपटना आजकल एक आम समस्या बन गई है। प्रदूषण, खराब खान-पान, तनाव, और केमिकल युक्त उत्पादों का ज्यादा इस्तेमाल बालों की सेहत को नुकसान पहुंचा सकता है। लेकिन नेचर की मदद से आप अपने बालों की देखभाल कर सकते हैं और इन्हें स्वस्थ, घने और मजबूत बना सकते हैं। प्राकृतिक तरीकों से बालों की समस्याओं का हल संभव है, बस नियमितता और धैर्य की जरूरत है। आप इन उपायों को अपनी दिनचर्या में शामिल करें और कुछ ही समय में बालों में सुधार महसूस करेंगे। नेचुरल उत्पाद न केवल सुरक्षित होते हैं, बल्कि इनके कोई साइड इफेक्ट्स भी नहीं होते, इसलिए आप इन्हें बेझिझक इस्तेमाल कर सकते हैं।

भारत में पुराने समय में रानियां अपनी सुंदरता और बालों की देखभाल के लिए प्राकृतिक उपायों का इस्तेमाल करती थीं। उनकी बालों की देखभाल की परंपराएं न सिर्फ बालों को सुंदर और घना बनाती थीं, बल्कि उन्हें प्राकृतिक रूप से मजबूत भी करती थीं। वे केमिकल उत्पादों के बजाय हर्बल सामग्री का उपयोग करती थीं, जो उनके बालों को पोषण और चमक देती थी। पुराने समय में रानियां आंवला, शिकाकाई, ब्राम्ही, भृंगराज, कपूर, हिना, नारियल तेल आदि का इस्तेमाल करती थीं। जिससे बालों की जड़ें मजबूत होती हैं और बाल लंबे होते हैं। ये बालों को प्राकृतिक रूप से साफ करते है और उनकी चमक बनाए रखते है। आंवला बालों को विटामिन C देता है, जिससे बालों की जड़ें मजबूत होती हैं इन चीजों को हेयर वॉश

के रूप में भी इस्तेमाल करती थीं।

भृंगराज बालों के विकास को बढ़ावा देता है और बालों के झड़ने को कम करता है। ब्राम्ही बालों को शांत करती है और स्कैल्प को स्वस्थ रखती है।

आजकल आपने देखा होगा कि बाजार में बहुत से हेयर कलर आ गए है जो बहुत ही आसानी से आपके बालों को नया रंग दे देते है और मेहनत भी बहुत कम होती है लेकिन इनके नुकसान इतने ज्यादा है कि आप सुनकर हैरान हो जाएंगे इन कलर से बाल झड़ने के साथ साथ आप एक समय में गंजेपन का शिकार भी हो सकते है और स्किन एलर्जी भी आपको हो सकती है पहले के समय में रानियां हिना का इस्तेमाल बालों को रंगने और उन्हें ठंडक देने के लिए किया करती थी। रानियां अपने बालों पर हिना का लेप लगाकर बालों को सुंदर और स्वस्थ बनाती थीं। हिना बालों में प्राकृतिक चमक लाता है और उन्हें मजबूत बनाता है। उस समय नियमित रूप से हर्बल स्नान किया जाता था , जिसमें वे नीम, तुलसी, चंदन और ग्रीन टी जैसी जड़ी-बूटियों का किया जाता था। इससे उनके बाल और स्कैल्प साफ रहते थे, और डैंड्रफ जैसी समस्याएं दूर रहती थीं।

रानियां अपने बालों की सुगंध और सौंदर्य बढ़ाने के लिए चमेली, गुलाब और अन्य फूलों के तेल का उपयोग करती थीं। ये फूल बालों को प्राकृतिक सुगंध और पोषण प्रदान करते थे।

रानियों के जमाने की परंपराओं को हम आज भी अपनाकर बालों की देखभाल कर सकते है। प्राकृतिक उपायों से बालों की देखभाल न सिर्फ सस्ता है, बल्कि इसके कोई साइड इफेक्ट्स भी नहीं होते। अगर आप भी रानियों की तरह सुंदर, घने और मजबूत बाल पाना चाहते हैं, तो इन उपायों को अपनी दिनचर्या में शामिल करें।

यहां कुछ नेचुरल हेयर पैक बताए गए है जिन्हें आसानी से घर में बना सकती है।

14

हेयर पैक , हेयर ऑयल लगाने से पहले ध्यान रखने योग्य बाते

हेयर पैक और हेयर ऑयल का सही तरीके से उपयोग करने से बालों को अधिकतम लाभ मिल सकता है। इसके लिए कुछ महत्वपूर्ण बातें ध्यान में रखनी चाहिए, ताकि बालों को उचित पोषण मिल सके और कोई हानि न हो। यहाँ विस्तार से जानकारी दी गई है:

हेयर पैक लगाने से पहले ध्यान रखने योग्य बातें:

1. बालों की सफाई:

हेयर पैक लगाने से पहले बाल पूरी तरह साफ होने चाहिए। यदि बालों में बहुत ज्यादा धूल, गंदगी या तेल है, तो पैक ठीक से स्कैल्प में नहीं समा पाएगा।

अगर बाल बहुत गंदे हैं, तो हल्के शैम्पू से बाल धो लें और फिर हेयर पैक का उपयोग करें।

2. बालों को थोड़ा गीला करें:

हेयर पैक लगाने से पहले बालों को थोड़ा गीला कर लें। गीले बालों पर पैक अच्छी तरह से लगता है और जड़ों तक पहुंचता है।

बालों को हल्का स्प्रे या गीले तौलिये से नमी दें।

3. सामग्री का एलर्जी टेस्ट:

अगर आप पहली बार किसी हेयर पैक का उपयोग कर रहे हैं, तो पहले सामग्री का पैच टेस्ट कर लें। इसके लिए थोड़ा सा पैक अपने हाथ या कान के पीछे लगाकर देखें। यदि कोई जलन या रैश होता है, तो इसका इस्तेमाल न करें।

खासकर अगर पैक में नींबू या अंडे जैसे एसिडिक या प्रोटीन युक्त तत्व हैं, तो सावधानी बरतें।

4. सामग्री की शुद्धता:

हेयर पैक के लिए इस्तेमाल की जाने वाली सामग्री शुद्ध होनी चाहिए। जैसे शहद, केला, अंडा, आदि यदि ताजा हैं, तो वे बालों को बेहतर पोषण देंगे।

मिलावट या खराब सामग्री का उपयोग करने से बालों को नुकसान हो सकता है।

5. पैक की सही मात्रा:

बालों की लंबाई और घनत्व के अनुसार हेयर पैक की मात्रा तय करें। अधिक मात्रा में पैक लगाने से बालों में गंदगी जमा हो सकती है और कम मात्रा में लगाने से बालों को पूरा पोषण नहीं मिल पाएगा।

पैक को अच्छी तरह मिलाकर पेस्ट बना लें, ताकि उसमें कोई गांठ न हो।

6. समय सीमा का पालन:

पैक को बालों में अधिक समय तक न रखें। ज्यादातर हेयर पैक को 30 मिनट से 1 घंटे तक बालों में रखना चाहिए।

पैक को अधिक समय तक रखने से बालों में ड्रायनेस या नुकसान हो सकता है, खासकर अगर पैक में नींबू या अन्य एसिडिक तत्व हो।

7. हेयर कैप का उपयोग:

हेयर पैक लगाने के बाद बालों पर शॉवर कैप या प्लास्टिक कैप पहनें। इससे पैक का असर ज्यादा गहराई तक जाएगा और स्कैल्प में नमी बनी रहेगी।

हेयर ऑयल लगाने से पहले ध्यान रखने योग्य बातें

1. तेल की शुद्धता:

हेयर ऑयल के लिए हमेशा शुद्ध और प्राकृतिक तेल का उपयोग करें। जैसे बादाम का तेल, नारियल का तेल, कैस्टर ऑयल, आदि।

तेल में किसी प्रकार की मिलावट न हो और यदि आप आवश्यक तेल (Essential Oil) का उपयोग कर रहे हैं, तो उसे कैरियर ऑयल (जैसे नारियल या बादाम तेल) में अच्छी तरह मिलाकर लगाएं।

2. तेल को हल्का गर्म करें:

तेल को हल्का गर्म करने से यह स्कैल्प में आसानी से अवशोषित हो जाता है। हल्के गुनगुने तेल से मसाज करने पर ब्लड सर्कुलेशन बढ़ता है और बालों की जड़ों को पोषण मिलता है।

ध्यान रखें कि तेल अधिक गर्म न हो, ताकि स्कैल्प जलने से बचा रहे।

3. बालों की स्थिति:

तेल लगाने से पहले यह देख लें कि बाल बहुत गंदे या तेलीय न हों। यदि बाल गंदे हैं, तो उन्हें पहले हल्के शैम्पू से साफ कर लें।

बहुत ज्यादा गंदे बालों पर तेल लगाने से बालों में गंदगी और तेल की परत जम सकती है, जो बालों के पोर्स को बंद कर देती है।

4. स्कैल्प की मालिश:

तेल लगाने के दौरान हल्के हाथों से स्कैल्प की मालिश करें। इससे स्कैल्प में ब्लड सर्कुलेशन बढ़ेगा और बालों की जड़ों तक पोषण पहुंचेगा।

बहुत ज्यादा जोर से मसाज करने से बाल कमजोर होकर टूट सकते हैं, इसलिए ध्यान रखें कि मालिश हल्के हाथों से करें।

5. तेल की मात्रा:

तेल की मात्रा का ध्यान रखें। बहुत ज्यादा तेल लगाने से बाल चिपचिपे हो सकते हैं और धूल-मिट्टी चिपक सकती है, जबकि बहुत कम तेल लगाने से बालों को पूरा पोषण नहीं मिलेगा।

स्कैल्प और बालों की लंबाई के हिसाब से सही मात्रा में तेल लगाएं।

6. रातभर तेल लगाने का विकल्प:

तेल को रातभर बालों में रखा जा सकता है, लेकिन यदि आपके बाल पतले या ज्यादा तेल को सोख नहीं पाते हैं, तो इसे 1-2 घंटे बाद धो लेना बेहतर होता है।

अधिक तेल लगाने से बालों के पोर्स बंद हो सकते हैं, जिससे बाल झड़ने की समस्या हो सकती है।

7. ध्यान से बालों को धोएं:

तेल लगाने के बाद बालों को हल्के शैम्पू से धोएं। यदि तेल बहुत ज्यादा है, तो बालों को अच्छे से साफ करना जरूरी है।

बहुत ज्यादा कठोर शैम्पू का उपयोग न करें, क्योंकि इससे बालों की प्राकृतिक नमी खो सकती है।

सारांश

हेयर पैक और हेयर ऑयल का सही तरीके से उपयोग करने के लिए यह जरूरी है कि आप बालों की स्थिति, सामग्री की शुद्धता और सही मात्रा का ध्यान रखें।

नियमित रूप से सही तरीके से हेयर पैक और हेयर ऑयल का उपयोग करने से बालों की सेहत में सुधार होता है, बाल मजबूत, घने और चमकदार बनते हैं, और स्कैल्प से संबंधित समस्याएं दूर होती हैं।

15

हेयर ऑयल रेसिपी

1. गुणकारी जड़ी-बूटियाँ हेयर ऑयल

हेयर ऑयल एक बहुत ही प्रभावी और प्राकृतिक हेयर टॉनिक है। यह बालों को कई पोषक तत्व प्रदान करता है, जो उन्हें मजबूत, घना, चमकदार और स्वस्थ बनाते हैं। इस मिश्रण में बालों की देखभाल के लिए विशेष गुणकारी जड़ी-बूटियाँ और तेल हैं, जो बालों की कई समस्याओं को दूर करते हैं। यह तेल बालों की रुकी हुई ग्रोथ को बढ़ाता है। यह जड़ों को मजबूत कर के नए सिरे से वापस बालों को उगाता है। यही नहीं अगर आपके बाल दोमुंहे हो गए हैं और देखने में फिजी और बेजान लगने लगे हैं, तो यह तेल उन्हें ठीक कर के वापस से दोमुंहे नहीं होने देगा।

वे लोग जो बालों में ढेरों एक्सपेरिमेंट्स करते हैं, उनके बाल बहुत जल्दी पतले होकर झड़ना शुरू कर देते हैं। अगर आप नहीं चाहती कि आपके बालों को लोग झाड़ू कहकर पुकारें तो इस तेल को नियमित लगाना शुरू करें। इससे बाल न केवल मोटे दिखेंगे बल्कि उनमें शाइन भी आएगी।

आइए, इन सामग्रियों और उनके फायदों के बारे में विस्तार से जानते हैं:

1. आंवला (Indian Gooseberry):

आंवला विटामिन सी और एंटीऑक्सीडेंट से भरपूर होता है, जो बालों के स्वास्थ्य के लिए बेहद फायदेमंद है। इसके फायदे:

बालों की जड़ों को मजबूत करता है और बालों को टूटने से बचाता है।

बालों की लंबाई बढ़ाने में मदद करता है।

समय से पहले सफेद होने वाले बालों को रोकता है।

बालों को प्राकृतिक चमक और मुलायम बनाता है।

2. करी पत्ता *(Curry Leaves)*:

करी पत्ते में विटामिन बी, बीटा-कैरोटीन और प्रोटीन होते हैं, जो बालों को पोषण देते हैं। इसके फायदे:

बालों को काला और घना बनाए रखता है।

बालों की जड़ों को मजबूत करता है और उन्हें गिरने से बचाता है।

स्कैल्प की सेहत में सुधार करता है, जिससे बालों की गुणवत्ता बढ़ती है।

3. कलौंजी *(Black Seed)*:

कलौंजी को बालों के लिए अमृत माना जाता है, यह बालों की कई समस्याओं को दूर करता है। इसके फायदे:

बालों की जड़ों को पोषण देकर उन्हें मजबूत बनाता है।

बालों का झड़ना कम करता है और नए बालों की वृद्धि को प्रोत्साहित करता है।

डैंड्रफ और स्कैल्प से जुड़ी समस्याओं को दूर करता है।

4. मुलेठी *(Licorice Root)*:

मुलेठी में एंटी-इंफ्लेमेटरी और एंटी-बैक्टीरियल गुण होते हैं, जो बालों के लिए उपयोगी हैं। इसके फायदे:

स्कैल्प के संक्रमण को दूर करता है और खुजली को कम करता है।

बालों को झड़ने से रोकता है और उनकी गुणवत्ता में सुधार करता है।

स्कैल्प को हाइड्रेट रखता है, जिससे डैंड्रफ की समस्या कम होती है।

5. ब्राह्मी:

ब्राह्मी एक प्राचीन आयुर्वेदिक जड़ी-बूटी है, जो बालों को मजबूती प्रदान करती है। इसके फायदे:

बालों की जड़ों को पोषण देता है और बालों की ग्रोथ को बढ़ाता है।

बालों को घना और मजबूत बनाता है।

तनाव को कम करता है, जो बालों के झड़ने का एक प्रमुख कारण हो सकता है।

6. भृंगराज:

भृंगराज को बालों का राजा कहा जाता है, यह बालों की देखभाल के लिए अद्भुत जड़ी-बूटी है। इसके फायदे:

समय से पहले सफेद बालों को रोकता है और बालों का प्राकृतिक रंग बनाए रखता है।

बालों को लंबा और घना बनाता है।

बालों की जड़ों को मजबूत करता है और उन्हें झड़ने से बचाता है।

7. साबुत मेथी (Fenugreek Seeds):

मेथी में प्रोटीन और निकोटिनिक एसिड होता है, जो बालों के लिए बहुत उपयोगी है। इसके फायदे:

बालों की जड़ों को मजबूत करता है और बालों का झड़ना रोकता है।

स्कैल्प में ब्लड सर्कुलेशन को बढ़ाता है, जिससे बाल तेजी से बढ़ते हैं।

डैंड्रफ और अन्य स्कैल्प समस्याओं को कम करता है।

8. जटामांसी (Spikenard):

जटामांसी एक जड़ी-बूटी है जो बालों के विकास के लिए बहुत लाभकारी होती है। इसके फायदे:

बालों की ग्रोथ को तेज करता है और उन्हें घना बनाता है।

बालों की जड़ों को मजबूत करता है और बालों को टूटने से बचाता है।

बालों को प्राकृतिक चमक प्रदान करता है।

9. *तिल का तेल (Sesame Oil):*

तिल का तेल प्राचीन काल से बालों की देखभाल में उपयोग किया जाता रहा है। इसके फायदे:

बालों को गहराई से पोषण देता है और उनकी नमी को बनाए रखता है।

स्कैल्प की सेहत को सुधारता है और बालों को धूप से होने वाले नुकसान से बचाता है।

बालों को मुलायम और चमकदार बनाता है।

बालों के झड़ने और टूटने की समस्या को कम करता है।

हेयर ऑयल बनाने की विधि:

सामग्री:

2 चम्मच आंवला पाउडर या सूखे आंवले के टुकड़े
    करी पत्ते (10-12 पत्ते)
    1 चम्मच कलौंजी (ब्लैक सीड्स)
    1 चम्मच मुलेठी पाउडर
    1 चम्मच ब्राह्मी पाउडर
    1 चम्मच भृंगराज पाउडर
    1 चम्मच साबुत मेथी
    1 चम्मच जटामांसी पाउडर
    100-150 मिलीलीटर तिल का तेल

विधि:

1. सबसे पहले तिल का तेल एक पैन में गर्म करें।

2. तेल गर्म होने पर उसमें आंवला, करी पत्ता, कलौंजी, मेथी, मुलेठी, ब्राह्मी, भृंगराज और जटामांसी डालें।

3. इस मिश्रण को धीमी आंच पर तब तक पकाएं, जब तक सभी जड़ी-बूटियों का रंग बदल न जाए और उनका सार तेल में न मिल जाए। यह प्रक्रिया लगभग 15-20 मिनट ले सकती है।

4. अब इसे ठंडा होने दें और एक कपड़े से छानकर तेल को साफ बोतल में भर लें।

5. आपका प्राकृतिक हेयर ऑयल तैयार है।

उपयोग कैसे करें:

1. तेल को हल्का गर्म करें ताकि यह बालों में अच्छी तरह समा सके।

2. स्कैल्प पर हल्के हाथों से मालिश करें और बालों की जड़ों तक तेल लगाएं।

3. कम से कम 1-2 घंटे तक तेल को बालों में लगा रहने दें या रात भर छोड़ दें।

4. हल्के शैम्पू से बालों को धो लें।

फायदे:

बालों की जड़ों को गहराई से पोषण मिलता है और बाल मजबूत होते हैं।
बालों का झड़ना और टूटना कम होता है।
स्कैल्प से जुड़ी समस्याएं, जैसे डैंड्रफ और खुजली, दूर होती हैं।
समय से पहले सफेद होने वाले बालों को काला बनाए रखता है।
बालों की ग्रोथ बढ़ती है और वे घने और लंबे होते हैं।
बालों को प्राकृतिक चमक और नमी प्रदान करता है।

यह हेयर ऑयल पूरी तरह से प्राकृतिक है और बालों को संपूर्ण पोषण प्रदान करता है। इसका नियमित उपयोग करने से बालों की सेहत में सुधार होता है, और बाल मजबूत, घने और स्वस्थ बनते हैं।

2. ऑल इन वन हेयर ऑयल

ये ऑयल की रेसिपी हर तरह के बालों के लिए बेस्ट है इसे तैयार करना बहुत ही आसान है आप इसे कुछ मात्रा में बनाकर स्टोर कर सकती है ताकि लगाने के समय आपको परेशानी न हो और आपका समय भी बचे ये ऑयल आपके बालों की हर एक समस्या से आपको छुटकारा दिल सकता है घर पर ही बना ये हेयर ऑयल बालों के स्वास्थ्य के लिए बहुत फायदेमंद होता है। इस मिश्रण के हर घटक के अपने विशेष लाभ होते हैं, और जब इन्हें एक साथ मिलाया जाता है, तो यह बालों को पोषण, मजबूती, नमी और प्राकृतिक चमक प्रदान करता है। आइए इन सामग्रियों और उनके फायदों के बारे में विस्तार से जानते हैं:

1. विटामिन ई कैप्सूल:

विटामिन ई एक शक्तिशाली एंटीऑक्सीडेंट है, जो बालों की जड़ों को पोषण देता है और स्कैल्प में ब्लड सर्कुलेशन को सुधारता है। इसके फायदे:

बालों को गिरने से रोकने में मदद करता है।

स्कैल्प को हाइड्रेट करता है, जिससे डैंड्रफ की समस्या कम होती है।

बालों को सूरज की हानिकारक किरणों से बचाने में मदद करता है।

बालों की नमी को बनाए रखने और ड्रायनेस को कम करने में सहायक है।

2. बादाम का तेल:

बादाम का तेल विटामिन ए, बी और ई से भरपूर होता है, जो बालों के लिए अत्यंत लाभकारी हैं। इसके फायदे:

बालों को मुलायम और चमकदार बनाता है।

बालों की टूटने और झड़ने की समस्या को कम करता है।

स्कैल्प को नमी प्रदान करता है, जिससे बालों की जड़ों में पोषण मिलता है।

बालों की लंबाई बढ़ाने में सहायक होता है।

3. नारियल का तेल (कोकोनट ऑयल):

नारियल का तेल बालों की देखभाल के लिए सदियों से उपयोग होता आ रहा है। इसके फायदे:

बालों में नमी बनाए रखता है और ड्रायनेस को कम करता है।

बालों की जड़ों को मजबूत करता है और उन्हें टूटने से बचाता है।

एंटीफंगल और एंटीबैक्टीरियल गुणों से युक्त होने के कारण स्कैल्प इंफेक्शन को रोकता है।

बालों को प्राकृतिक चमक देता है।

4. कैस्टर ऑयल:

कैस्टर ऑयल में रिसिनोलिक एसिड होता है, जो बालों के लिए अत्यधिक फायदेमंद है। इसके फायदे:

बालों की तेजी से वृद्धि को प्रोत्साहित करता है।

बालों की जड़ों को मजबूत बनाता है, जिससे बाल कम टूटते हैं।

स्कैल्प में ब्लड सर्कुलेशन को बढ़ाता है, जिससे बालों की लंबाई बढ़ती है।

बालों को घना और मजबूत बनाता है।

5. लैवेंडर ऑयल:

लैवेंडर ऑयल न केवल बालों के लिए फायदेमंद है, बल्कि इसकी खुशबू से मानसिक शांति भी मिलती है। इसके फायदे:

स्कैल्प की खुजली और सूजन को कम करता है।

बालों के झड़ने को रोकने में मदद करता है।

स्कैल्प के प्राकृतिक तेल के संतुलन को बनाए रखता है।

बालों को एक ताजगी भरी खुशबू और आराम देने वाला एहसास प्रदान करता है।

मिश्रण कैसे तैयार करें:

1. एक छोटा कटोरा लें और उसमें 2-3 विटामिन ई कैप्सूल का तेल निकालें।

2. उसमें 2 चम्मच बादाम का तेल, 2 चम्मच नारियल का तेल, 1 चम्मच कैस्टर ऑयल, और 4-5 बूंदें लैवेंडर ऑयल मिलाएं।

3. सभी सामग्रियों को अच्छी तरह से मिलाएं।

4. इसे हल्का गर्म कर सकते हैं, ताकि यह तेल स्कैल्प में आसानी से अवशोषित हो सके।

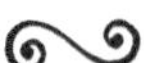

उपयोग कैसे करें:

1. तेल को अपनी उंगलियों से स्कैल्प और बालों में लगाएं।

2. हल्के हाथों से स्कैल्प की मालिश करें, जिससे ब्लड सर्कुलेशन बढ़े और तेल अच्छी तरह से जड़ों तक पहुंचे।

3. 1-2 घंटे या रात भर इसे छोड़ दें।

4. किसी हल्के शैम्पू से धो लें।

फायदे:

नियमित उपयोग से बालों का झड़ना कम होगा और बाल घने और मजबूत होंगे। बालों की लंबाई बढ़ेगी और वे मुलायम और चमकदार होंगे।

स्कैल्प से संबंधित समस्याएं, जैसे डैंड्रफ और खुजली, दूर होंगी।

यह तेल बालों की जड़ों को पोषण देकर बालों को प्राकृतिक नमी प्रदान करता है।

यह हेयर ऑयल प्राकृतिक सामग्री से बना होने के कारण बालों के लिए पूरी तरह से सुरक्षित है और इसका नियमित उपयोग आपके बालों को स्वस्थ, सुंदर और मजबूत बनाएगा।

3. आयुर्वेदिक हर्बल ऑयल

इस हेयर ऑयल के लिए सभी जड़ी बूटी आपको घर पर ही मिल जाएंगी ये हेयर ऑयल आपके बालों को जड़ से मजबूती देता है। यह स्कैल्प में ब्लड सर्कुलेशन को बढ़ाता है और इसे ठंडक प्रदान करता है। इसके खास गुण बालों को उम्र से पहले सफेद होने से बचाते हैं और डैंड्रफ की समस्या का भी निदान कर सकते हैं। यह बालों के लिए प्राकृतिक कंडीशनर का काम भी करता हैं और बालों को डैमेज होने से बचाता है। कुल मिलाकर ये बालों के लिए एक शक्तिशाली प्राकृतिक उपचार है। यह तेल बालों को पोषण देता है, बालों के झड़ने को रोकता है, डैंड्रफ कम करता है, बालों को मजबूत बनाता है और उन्हें घना व चमकदार बनाता है। इस तेल में कई औषधीय गुणकारी जड़ी-बूटियाँ हैं, जो बालों की हर समस्या का समाधान करती हैं। आइए, इस हेयर ऑयल को बनाने की विधि और इसके फायदों के बारे में विस्तार से जानते हैं:

सामग्री:

1. नारियल का तेल (Coconut Oil) - 250 मिलीलीटर

2. मेथी के पत्ते (Fenugreek Leaves) - 2 चम्मच (सूखे पत्ते या बीज)

3. करी पत्ता (Curry Leaves) - 10-12 पत्ते

4. कलौंजी (Black Seed/Nigella Seeds) - 1 चम्मच

5. तुलसी के पत्ते (Basil Leaves) - 8-10 पत्ते

6. मेहंदी के पत्ते (Henna Leaves) - 2 चम्मच (सूखे या ताजे पत्ते)

7. एलोवेरा (Aloe Vera) - 2 चम्मच (ताजे जेल के रूप में)

8. गुड़हल का फूल (Hibiscus Flower) - 2-3 फूल (ताजे या सूखे)

9. काली मिर्च (Black Pepper) - 8-10 दाने

10. नीम के पत्ते (Neem Leaves) - 8-10 पत्ते

विधि:

1. सामग्री तैयार करें:

नारियल तेल: नारियल का तेल एक बेस (आधार) तेल के रूप में इस्तेमाल होगा। यह बालों को नमी और पोषण प्रदान करता है।

मेथी के पत्ते या बीज: बालों के विकास को तेज करने और बालों की जड़ों को मजबूत बनाने के लिए मेथी का उपयोग किया जाता है।

करी पत्ता: यह बालों को घना और काला बनाता है।

कलौंजी: बालों का झड़ना रोकने और डैंड्रफ से छुटकारा पाने में सहायक होती है।

तुलसी: तुलसी स्कैल्प को साफ रखती है और संक्रमण से बचाती है।

मेहंदी के पत्ते: यह बालों का प्राकृतिक कंडीशनर है और बालों को मुलायम व चमकदार बनाता है।

एलोवेरा: एलोवेरा बालों को हाइड्रेट करता है और स्कैल्प को शांत करता है।

गुड़हल का फूल: यह बालों को घना और लंबा बनाता है और समय से पहले सफेद होने से रोकता है।

काली मिर्च: काली मिर्च बालों की ग्रोथ को बढ़ावा देती है और ब्लड सर्कुलेशन बढ़ाती है।

नीम के पत्ते: यह डैंड्रफ और स्कैल्प इंफेक्शन को दूर करता है।

2. तेल गर्म करें:

सबसे पहले, एक मोटे तले वाले पैन में नारियल का तेल डालें और धीमी आँच पर इसे गर्म करें।

तेल को बहुत ज्यादा गर्म नहीं करना है, इसे हल्का गुनगुना होने दें ताकि इसमें सभी जड़ी-बूटियों के गुण अच्छे से मिल सकें।

3. सभी जड़ी-बूटियाँ डालें:

जब तेल गर्म हो जाए, उसमें मेथी के पत्ते या बीज, करी पत्ता, कलौंजी, तुलसी के पत्ते, मेहंदी के पत्ते, गुड़हल का फूल, काली मिर्च और नीम के पत्ते डालें।

इन सभी सामग्रियों को तेल में डालकर धीमी आँच पर पकने दें। इस मिश्रण को तब तक पकाएँ जब तक कि सारी जड़ी-बूटियाँ अपना रंग बदलने लगें और उनका

अर्क तेल में समा जाए।

इसे लगभग 15-20 मिनट तक पकाएँ। ध्यान रखें कि आँच धीमी हो ताकि तेल और जड़ी-बूटियाँ जलें नहीं।

4. एलोवेरा जेल डालें:

तेल जब अच्छी तरह पक जाए, तब इसमें एलोवेरा जेल डालें। इसे भी धीरे-धीरे तेल में मिलाते हुए पकाएँ।

एलोवेरा तेल में मिलकर बालों के लिए हाइड्रेशन का काम करता है। इसे तेल में तब तक पकने दें जब तक जेल तेल में पूरी तरह घुल न जाए।

5. छानें और स्टोर करें:

जब सभी जड़ी-बूटियाँ तेल में अच्छी तरह मिल जाएँ और तेल का रंग बदल जाए, तब इसे आँच से हटा लें।

ठंडा होने के बाद, इस तेल को छानकर एक कांच की बोतल या जार में भर लें।

इस तेल को ठंडी और सूखी जगह पर स्टोर करें। यह तेल लंबे समय तक सुरक्षित रहता है और आप इसे हफ्ते में 2-3 बार उपयोग कर सकते हैं।

उपयोग कैसे करें:

1. हल्का गर्म करें: इस तेल को उपयोग करने से पहले हल्का गर्म करें, ताकि यह स्कैल्प में गहराई तक प्रवेश कर सके।

2. स्कैल्प पर मालिश करें: उंगलियों की मदद से बालों की जड़ों में हल्के हाथों से मालिश करें। तेल को पूरे स्कैल्प और बालों की लंबाई तक लगाएँ।

3. रात भर छोड़ें: अच्छे परिणाम के लिए इसे रात भर बालों में छोड़ दें या कम से कम 1-2 घंटे तक लगाए रखें।

4. शैम्पू से धो लें: अगली सुबह हल्के शैम्पू से बाल धो लें। हफ्ते में 2-3 बार इस तेल का इस्तेमाल करें।

फायदे:

1. बालों की ग्रोथ बढ़ाए: इस तेल में मौजूद मेथी, करी पत्ता, गुड़हल और कलौंजी बालों की ग्रोथ को बढ़ाने में मदद करते हैं। ये बालों की जड़ों को मजबूत बनाते हैं और बालों के टूटने को रोकते हैं।

2. डैंड्रफ और स्कैल्प संक्रमण से राहत: नीम, तुलसी और कलौंजी जैसे तत्व स्कैल्प के संक्रमण को ठीक करने में मदद करते हैं और डैंड्रफ की समस्या को कम करते हैं।

3. बालों को घना और काला बनाए: गुड़हल का फूल, मेहंदी और करी पत्ता बालों को काला और घना बनाने में मदद करते हैं। यह तेल समय से पहले सफेद होने वाले बालों को भी रोकता है।

4. बालों को मुलायम और चमकदार बनाए: एलोवेरा और नारियल तेल बालों को गहराई से नमी प्रदान करते हैं, जिससे बाल मुलायम और चमकदार बनते हैं।

5. बालों की जड़ों को पोषण: इस तेल में मौजूद सभी जड़ी-बूटियाँ बालों की जड़ों को पोषण देती हैं और बालों को अंदर से मजबूत बनाती हैं।

6. स्कैल्प को साफ और ताजगी भरा बनाए: नीम और तुलसी जैसे एंटी-बैक्टीरियल तत्व स्कैल्प को साफ रखते हैं और खुजली व जलन से छुटकारा दिलाते हैं।

सावधानियाँ:

1. अगर आपको किसी सामग्री से एलर्जी है, तो इसका उपयोग करने से पहले पैच टेस्ट जरूर करें।

2. तेल को अधिक गर्म न करें, क्योंकि इससे जड़ी-बूटियों के पोषक तत्व नष्ट हो सकते हैं।

3. इस तेल को नियमित रूप से उपयोग करें, तभी आपको इसके सर्वोत्तम परिणाम मिलेंगे।

यह नारियल तेल, मेथी के पत्ते, करी पत्ता, कलौंजी, तुलसी, मेहंदी, एलोवेरा, गुड़हल, काली मिर्च और नीम के पत्तों से बना तेल बालों के लिए एक संपूर्ण और प्राकृतिक उपचार है। इसका नियमित उपयोग बालों को स्वस्थ, मजबूत, और सुंदर बनाता है, साथ ही स्कैल्प की समस्याओं को भी दूर करता है।

4. दादी-नानी का नैचुरल हेयर ऑयल

आयुर्वेदिक हेयर ऑयल को लगाने से हेयरफॉल रुक जाता है, बाल समय से पहले सफेद नहीं होते, स्कैल्प इंफेक्शन नहीं होता, बालों में चमक बरकरार रहती है आदि। दादी-नानी के समय से नैचुरल आयुर्वेदिक हेयर ऑयल चर्चा में है। घर पर आप आयुर्वेदिक हेयर ऑयल को आसानी से बना सकते हैं। ये नैचुरल होने के कारण कैमिकल फ्री होता है और आपके बालों को नुकसान नहीं पहुंचाता ये हेयर ऑयल बालों के लिए एक बेहतरीन और प्राकृतिक उपाय है। यह बालों को घना, चमकदार और मजबूत बनाने के साथ-साथ बालों की कई समस्याओं जैसे डैंड्रफ, बालों का झड़ना, और रूखापन को भी दूर करता है। इस तेल में शामिल हर घटक बालों की देखभाल के लिए लाभकारी होता है। आइए, इसे बनाने की विधि और इसके फायदों के बारे में विस्तार से जानते हैं:

सामग्री:

1. नारियल का तेल (Coconut Oil) - 200-250 मिलीलीटर

2. संतरे के छिलके का पाउडर (Orange Peel Powder) - 2 चम्मच

3. आंवला पाउडर (Amla Powder) - 2 चम्मच

4. शिकाकाई (Shikakai Powder) - 1 चम्मच

5. रीठा (Reetha Powder) - 1 चम्मच

6. नीम के पत्ते (Neem Leaves) - 8-10 पत्ते (ताजे या सूखे)

सामग्री के फायदे:

1. नारियल का तेल (Coconut Oil):

नारियल का तेल बालों को गहराई से पोषण देता है और उन्हें मुलायम व चमकदार बनाता है।

यह स्कैल्प को हाइड्रेट करता है और बालों को टूटने से बचाता है।

नारियल तेल में एंटी-बैक्टीरियल और एंटी-फंगल गुण होते हैं, जो डैंड्रफ और स्कैल्प की समस्याओं को दूर करते हैं।

2. संतरे के छिलके का पाउडर (Orange Peel Powder):

यह बालों में प्राकृतिक चमक लाता है और बालों को मुलायम बनाता है।

संतरे के छिलके में विटामिन C होता है, जो स्कैल्प को साफ रखता है और बालों की ग्रोथ को बढ़ावा देता है।

यह स्कैल्प की गंदगी को हटाकर बालों को मजबूत बनाता है।

3. आंवला पाउडर (Amla Powder):

आंवला बालों के लिए एक प्राकृतिक कंडीशनर की तरह काम करता है, जो बालों की जड़ों को मजबूत करता है।

इसमें विटामिन C और एंटीऑक्सीडेंट होते हैं, जो बालों के समय से पहले सफेद होने को रोकते हैं।

आंवला बालों को घना और लंबा बनाता है।

4. शिकाकाई (Shikakai):

शिकाकाई एक प्राकृतिक क्लींजर है, जो बालों को साफ करता है और स्कैल्प को स्वस्थ रखता है।

यह बालों में रूखापन कम करता है और उन्हें मजबूत बनाता है।

बालों की ग्रोथ को तेज करने में सहायक होता है।

5. रीठा (Reetha):

रीठा एक प्राकृतिक शैम्पू के रूप में काम करता है और बालों को अच्छी तरह साफ करता है।

यह बालों की चमक बढ़ाता है और उन्हें झड़ने से बचाता है।

रीठा में सैपोनिन होता है, जो बालों की जड़ों को मजबूत करता है।

6. नीम के पत्ते (Neem Leaves):

नीम के पत्ते डैंड्रफ और स्कैल्प की खुजली को दूर करते हैं।

नीम में एंटी-बैक्टीरियल और एंटी-फंगल गुण होते हैं, जो स्कैल्प को स्वस्थ रखते हैं।

नीम बालों की जड़ों को साफ करता है और बालों का झड़ना कम करता है।

हेयर ऑयल बनाने की विधि:

1. सामग्री तैयार करें:

संतरे के छिलके का पाउडर, आंवला पाउडर, शिकाकाई, रीठा और नीम के पत्ते को एक साथ इकट्ठा करें। अगर आपके पास पाउडर रूप में नहीं है, तो इन्हें धूप में सुखाकर पीसकर पाउडर बना सकते हैं।

नारियल तेल को एक बेस तेल के रूप में इस्तेमाल करेंगे।

2. नारियल तेल गर्म करें:

एक मोटे तले वाले पैन में नारियल का तेल डालें और धीमी आँच पर इसे गर्म करें।

ध्यान रखें कि तेल को बहुत ज्यादा गर्म नहीं करना है, इसे हल्का गुनगुना करें ताकि इसमें जड़ी-बूटियों के पोषक तत्व अच्छे से घुल सकें।

3. जड़ी-बूटियाँ मिलाएँ:

आपको आंवला पाउडर लेना है और उसमें गुनगुना पानी डालकर पेस्ट बनाएं।

अब शिकाकाई, रीठा, संतरे के छिलके के पाउडर को भी गुनगुने पानी में डालकर पेस्ट बना लें।

• दोनों मिश्रण को मिलाकर एक बाउल में निकालकर रख दें।

मिश्रण में नीम के साफ पत्तों को भी एड करें।

अब कढ़ाई में जो नारियल का तेल गरम किया है उसमें ये पेस्ट डालकर अच्छी तरह से चलाएं।

अब पेस्ट को तेल में अच्छी तरह से मिक्स हो जानें दें जब तक तेल का रंग न बदल जाए।

इस मिश्रण को तब तक पकाएँ जब तक जड़ी-बूटियों का अर्क तेल में न घुल जाए। यह प्रक्रिया लगभग 20-30 मिनट तक चलेगी।

ध्यान रखें कि मिश्रण को धीमी आँच पर पकाना है ताकि तेल और जड़ी-बूटियाँ जलें नहीं।

4. तेल को छानें:

जब सभी जड़ी-बूटियाँ तेल में अच्छी तरह मिल जाएँ और तेल का रंग गहरा हो जाए, तो इसे आँच से हटा लें।

मिश्रण को ठंडा होने दें और फिर इसे छानकर एक कांच की बोतल में भर लें।

इस तेल को ठंडी और सूखी जगह पर स्टोर करें। इसे आप लंबे समय तक उपयोग कर सकते हैं।

उपयोग कैसे करें:

1. हल्का गर्म करें: तेल को उपयोग करने से पहले हल्का गर्म करें ताकि यह स्कैल्प में अच्छी तरह समा सके।

2. स्कैल्प पर मालिश करें: उंगलियों की मदद से तेल को बालों की जड़ों में हल्के हाथों से मालिश करें। इसे बालों की पूरी लंबाई तक भी लगाएँ।

3. रात भर छोड़ें: इस तेल को बालों में रात भर लगा रहने दें ताकि यह बालों और स्कैल्प को गहराई से पोषण दे सके।

4. हल्के शैम्पू से धो लें: अगली सुबह हल्के शैम्पू से बाल धो लें। हफ्ते में 2-3 बार इस तेल का उपयोग करें।

फायदे:

1. बालों का झड़ना कम करे: इस तेल में आंवला, नीम, और नारियल तेल जैसे तत्व बालों की जड़ों को मजबूत बनाते हैं, जिससे बालों का झड़ना कम होता है।

2. डैंड्रफ से राहत: नीम और नारियल तेल के एंटी-बैक्टीरियल और एंटी-फंगल गुण स्कैल्प को साफ रखते हैं और डैंड्रफ की समस्या को दूर करते हैं।

3. बालों को घना और लंबा बनाए: आंवला, शिकाकाई, और रीठा बालों की ग्रोथ को तेज करते हैं और उन्हें घना और लंबा बनाते हैं।

4. प्राकृतिक चमक और मुलायम बाल: संतरे के छिलके का पाउडर बालों को प्राकृतिक चमक प्रदान करता है और उन्हें मुलायम बनाता है। यह बालों की शुष्कता को भी कम करता है।

5. स्कैल्प की सफाई: शिकाकाई और रीठा बालों को प्राकृतिक रूप से साफ करते हैं

और स्कैल्प से जमा गंदगी और तेल को हटाते हैं।

6. समय से पहले सफेद बालों को रोके: आंवला बालों को समय से पहले सफेद होने से रोकता है और उन्हें प्राकृतिक काला रंग बनाए रखता है।

सावधानियाँ

1. पैच टेस्ट करें: अगर आपको किसी सामग्री से एलर्जी हो, तो इसका उपयोग करने से पहले पैच टेस्ट जरूर करें।

2. तेल को ज्यादा गर्म न करें: तेल को मध्यम आँच पर ही पकाएँ ताकि उसके पोषक तत्व सुरक्षित रहें।

3. नियमित उपयोग करें: इस तेल का नियमित उपयोग करने से ही बालों की समस्याओं में सुधार देखने को मिलेगा।

यह संतरे के छिलके का पाउडर, आंवला, शिकाकाई, रीठा, नीम और नारियल तेल से बना विशेष हेयर ऑयल बालों के लिए एक बेहतरीन उपाय है। इसका नियमित उपयोग करने से बाल मजबूत, घने, और चमकदार बनते हैं, साथ ही बालों की समस्याएँ जैसे डैंड्रफ, रूखापन, और बालों का झड़ना कम होता है।

16

होम मेड नेचुरल हेयर पैक

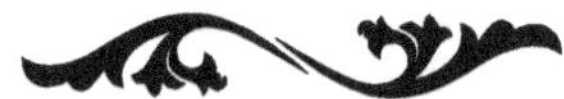

नेचुरल हेयर पैक लगाने के कई फायदे होते हैं। ये पैक बालों को प्राकृतिक रूप से पोषण देते हैं और रसायन-मुक्त होते हैं, जिससे बालों की सेहत बेहतर होती है। बाजार में मिलने वाले कई शैम्पू और कंडीशनर में रसायन होते हैं, जो बालों को नुकसान पहुंचा सकते हैं। नेचुरल हेयर पैक में कोई रासायनिक तत्व नहीं होते, इसलिए ये बालों को बिना किसी साइड इफेक्ट के पोषण देते हैं।

मेथी, आंवला, एलोवेरा, नीम, तुलसी , दही, अंडा, केला और शहद जैसी प्राकृतिक चीजें बालों की जड़ों को मजबूत करते हैं। इससे बाल झड़ने की समस्या कम होती है और बाल घने बनते हैं। ये पैक स्कैल्प को साफ रखते हैं और डैंड्रफ को कम करने में मदद करते हैं। इनका एंटीबैक्टीरियल गुण स्कैल्प को स्वस्थ बनाते है। और बालों को गहराई से पोषण देकर उन्हें चमकदार बनाते हैं। इनके नियमित इस्तेमाल से बालों में प्राकृतिक शाइन आती है लंबाई और मजबूती में सुधार होता है

इन हेयर पैक को घर पर आसानी से कम खर्च में बनाया जा सकता है। बाजार के महंगे प्रोडक्ट्स की तुलना में ये काफी सस्ते होते हैं और उतने ही असरदार होते हैं।

1. मेथी और दही का हेयर पैक विधि:

सामग्री:

2 बड़े चम्मच मेथी के बीज, 1/2 कप दही

तरीका:

मेथी के बीज को रातभर पानी में भिगो दें।

सुबह इन बीजों को पीसकर पेस्ट बना लें और इसमें दही मिलाएं।

इस मिश्रण को बालों की जड़ों और स्कैल्प पर लगाएं।

30-45 मिनट के बाद माइल्ड शैम्पू से धो लें।

फायदे:

मेथी बालों को मजबूत बनाती है और डैंड्रफ को कम करती है।

दही बालों में नमी बनाए रखता है और स्कैल्प को पोषण देता है।

नुकसान:

अगर मेथी पेस्ट सही से नहीं बनाया जाए तो यह बालों से निकालने में कठिन हो सकता है।

सावधानियां:

अगर आपको मेथी या दही से एलर्जी है तो इसका इस्तेमाल न करें।

इस पैक का ज्यादा इस्तेमाल न करें, हफ्ते में एक बार पर्याप्त है।

2. अंडा और शहद का हेयर पैक विधि:

सामग्री:

1 अंडा, 1 बड़ा चम्मच शहद, 1 बड़ा चम्मच जैतून का तेल

तरीका:

अंडे को फेंटें और उसमें शहद व जैतून का तेल मिलाएं।

बालों की जड़ों से लेकर सिरों तक इस मिश्रण को लगाएं।

30 मिनट बाद ठंडे पानी से बाल धो लें।

फायदे:

अंडे में प्रोटीन होता है जो बालों को मजबूती देता है।

शहद बालों को मॉइस्चराइज करता है, और जैतून का तेल बालों को पोषण देता है।

नुकसान:

अंडे की गंध कुछ लोगों को परेशान कर सकती है।

गर्म पानी से अंडे को धोने पर यह बालों में पक सकता है, इसलिए ठंडे पानी का उपयोग करें।

सावधानियां:

अगर बालों में से अंडे की गंध हटाने में समस्या हो, तो हल्का सुगंधित शैम्पू का इस्तेमाल करें।

बालों में एलर्जी का कोई लक्षण हो तो इसका उपयोग बंद करें।

3. एलोवेरा और नारियल तेल का हेयर पैक विधि:

सामग्री:

3 बड़े चम्मच एलोवेरा जेल, 2 बड़े चम्मच नारियल तेल

तरीका:

एलोवेरा जेल और नारियल तेल को अच्छे से मिलाएं।

इस मिश्रण को स्कैल्प पर मसाज करें और बालों की लम्बाई पर लगाएं।

1 घंटे तक रहने दें, फिर माइल्ड शैम्पू से धो लें।

फायदे:

एलोवेरा बालों की ग्रोथ बढ़ाने और उन्हें मॉइस्चराइज करने में मदद करता है।

नारियल तेल बालों को पोषण देता है और उन्हें टूटने से बचाता है।

नुकसान:

कुछ लोगों को एलोवेरा जेल से स्कैल्प पर खुजली या जलन हो सकती है।

सावधानियां:

एलोवेरा जेल का उपयोग करते समय यह सुनिश्चित करें कि यह शुद्ध और फ्रेश हो।

जिन लोगों को नारियल तेल से एलर्जी होती है, वे इसका उपयोग न करें।

4. केला और नारियल दूध का हेयर पैक विधि:

सामग्री:

1 पका हुआ केला, 1/4 कप नारियल दूध

तरीका:

केले को मैश करें और उसमें नारियल दूध मिलाएं।

इस मिश्रण को बालों की जड़ों और लंबाई पर लगाएं।

30-40 मिनट बाद बालों को शैम्पू से धो लें।

फायदे:

केला बालों को मुलायम और चमकदार बनाता है।

नारियल दूध बालों को गहराई से पोषण देता है और बालों को टूटने से रोकता है।

नुकसान:

केले को बालों से हटाना थोड़ा मुश्किल हो सकता है यदि वह सही से मैश न किया हो।

सावधानियां:

केले के छोटे-छोटे टुकड़ों को अच्छी तरह से मैश करें ताकि ये बालों में न फंसे।

हफ्ते में एक बार ही इस पैक का इस्तेमाल करें।

5. नीम और तुलसी का हेयर पैक विधि:

सामग्री:

10-12 नीम की पत्तियाँ, 10-12 तुलसी की पत्तियाँ, 1 बड़ा चम्मच दही

तरीका:

नीम और तुलसी की पत्तियों को पीसकर पेस्ट बनाएं।

इसमें दही मिलाएं और बालों की जड़ों पर लगाएं।

30 मिनट के बाद धो लें।

फायदे:

नीम और तुलसी के एंटीबैक्टीरियल गुण डैंड्रफ और स्कैल्प संक्रमण को कम करते हैं।

नुकसान:

कुछ लोगों को नीम या तुलसी से स्किन एलर्जी हो सकती है।

सावधानियां:

इस पैक को बालों में ज्यादा देर तक न रखें, क्योंकि यह स्कैल्प को ड्राई कर सकता है।

स्किन एलर्जी के लक्षण दिखने पर इसका उपयोग तुरंत बंद कर दें।

6. आंवला और शिकाकाई का हेयर पैक विधि:

सामग्री:

2 बड़े चम्मच आंवला पाउडर, 1 बड़ा चम्मच शिकाकाई पाउडर, पानी

तरीका:

आंवला और शिकाकाई पाउडर को पानी में मिला कर पेस्ट बना लें।

इस पेस्ट को बालों की जड़ों और सिरों पर अच्छे से लगाएं।

30-45 मिनट तक बालों में लगा रहने दें और फिर ठंडे पानी से धो लें।

फायदे:

आंवला में विटामिन C और एंटीऑक्सिडेंट होते हैं, जो बालों को पोषण देते हैं और बालों की ग्रोथ को बढ़ावा देते हैं।

शिकाकाई बालों को साफ करने के साथ-साथ उन्हें मुलायम और शाइनी बनाती है।

डैंड्रफ को कम करने में मदद करता है।

नुकसान:

शिकाकाई का अधिक इस्तेमाल बालों को थोड़ा रूखा बना सकता है।

कभी-कभी आंवला से एलर्जी हो सकती है, अगर स्कैल्प में जलन या खुजली हो तो इसका इस्तेमाल बंद कर दें।

सावधानियां:

अगर आपके बाल बहुत ड्राई हैं, तो इसे सप्ताह में एक बार से ज्यादा न लगाएं।

पैक लगाते समय आंखों में जाने से बचें, क्योंकि आंवला आंखों में जलन पैदा कर सकता है।

7. गुलाब जल और नींबू का हेयर पैक विधि:

सामग्री:

2 बड़े चम्मच गुलाब जल, 1 बड़ा चम्मच नींबू का रस, 1 छोटा चम्मच शहद

तरीका:

गुलाब जल, नींबू का रस और शहद मिलाकर एक मिश्रण तैयार करें।

इस मिश्रण को बालों की जड़ों और स्कैल्प पर लगाएं।

20-30 मिनट तक इसे रखें और फिर ठंडे पानी से धो लें।

फायदे:

गुलाब जल बालों को ठंडक और नमी प्रदान करता है।

नींबू का रस बालों को साफ करता है और स्कैल्प को ताजगी देता है।

शहद बालों में नमी बनाए रखता है और उन्हें मुलायम बनाता है।

नुकसान:

नींबू का रस बालों को ड्राई कर सकता है, विशेष रूप से सूखे बालों वाले व्यक्तियों को इससे बचना चाहिए।

अगर त्वचा में एलर्जी हो तो इसका उपयोग न करें।

सावधानियां:

यह पैक बालों में अधिक देर तक न रखें, क्योंकि नींबू का रस ज्यादा समय तक लगाने से स्कैल्प में जलन हो सकती है।

नींबू का रस लगाने से पहले पैच टेस्ट कर लें, खासकर अगर आपकी त्वचा संवेदनशील है।

8. चिया सीड्स और नारियल दूध का हेयर पैक विधि:

सामग्री:
2 बड़े चम्मच चिया सीड्स, 1/4 कप नारियल दूध
तरीका:
चिया सीड्स को नारियल दूध में भिगोकर 1-2 घंटे तक छोड़ें।
फिर इस मिश्रण को अच्छे से मिक्स करके बालों पर लगाएं।
30-40 मिनट बाद बालों को माइल्ड शैम्पू से धो लें।
फायदे:
चिया सीड्स में ओमेगा-3 फैटी एसिड्स होते हैं, जो बालों को गहरी नमी प्रदान करते हैं और बालों को झड़ने से रोकते हैं।
नारियल दूध बालों को पोषण देता है और बालों की चमक बढ़ाता है।

नुकसान:
चिया सीड्स को पूरी तरह से घोलने में समय लग सकता है।
चिया सीड्स का अधिक उपयोग बालों को भारी बना सकता है।

सावधानियां:
चिया सीड्स का सही से इस्तेमाल करने के लिए, उन्हें पहले अच्छे से भिगोकर पेस्ट में बदलें ताकि बालों में फंसे न।
इस पैक का इस्तेमाल सप्ताह में 1-2 बार से ज्यादा न करें।

9. पपीता और शहद का हेयर पैक विधि:

सामग्री:

1/2 पपीता, 1 बड़ा चम्मच शहद

तरीका:

पपीते को मैश करके उसमें शहद मिला लें।

इस पेस्ट को बालों की जड़ों से लेकर सिरों तक लगाएं।

30-45 मिनट बाद बालों को शैम्पू से धो लें।

फायदे:

पपीता में एंजाइम्स होते हैं जो बालों को साफ करने में मदद करते हैं और उन्हें सॉफ्ट बनाते हैं।

शहद बालों को मॉइस्चराइज करता है और उन्हें चमकदार बनाता है।

नुकसान:

पपीता का अधिक इस्तेमाल बालों को ओवरमॉइस्ट कर सकता है, खासकर अगर बाल पहले से ही तैलीय हों।

पपीता से कुछ लोगों को एलर्जी हो सकती है, जिससे त्वचा में जलन हो सकती है।

सावधानियां:

अगर आपको पपीता से एलर्जी है, तो इसका उपयोग न करें।

इस पैक को बालों में ज्यादा देर तक न रखें, क्योंकि यह बालों को भारी बना सकता है।

10. बेसन और दही का हेयर पैक

विधि:

सामग्री: 2 बड़े चम्मच बेसन, 2 बड़े चम्मच दही

तरीका:

बेसन और दही को अच्छे से मिला कर पेस्ट बना लें।

इस पेस्ट को बालों पर अच्छे से लगाएं और 20-30 मिनट तक रखें।

फिर माइल्ड शैम्पू से बाल धो लें।

फायदे:

बेसन बालों को गहरी सफाई देता है और दही बालों को मुलायम बनाता है।

यह पैक स्कैल्प को ताजगी और आराम देता है।

नुकसान:

बेसन बालों से पूरी तरह हटाने में कठिन हो सकता है।

यह पैक बालों को ज्यादा ड्राई कर सकता है, खासकर अगर बहुत ज्यादा इस्तेमाल किया जाए।

सावधानियां:

इस पैक को अधिक देर तक न रखें, और इस्तेमाल के बाद बालों को अच्छे से धो लें।

सूखे बालों वालों को इसे अधिक बार न लगाना चाहिए।

इन होममेड हेयर पैक को घर पर आसानी से बनाया जा सकता है और इनका नियमित रूप से इस्तेमाल करने से बालों की सेहत में सुधार आता है। इन पैकों का सही तरीके से उपयोग करने पर बाल मजबूत, चमकदार और स्वस्थ रहते हैं।

www.ingramcontent.com/pod-product-compliance
Lightning Source LLC
Chambersburg PA
CBHW021547150726
47990CB00006B/2426